U0138295

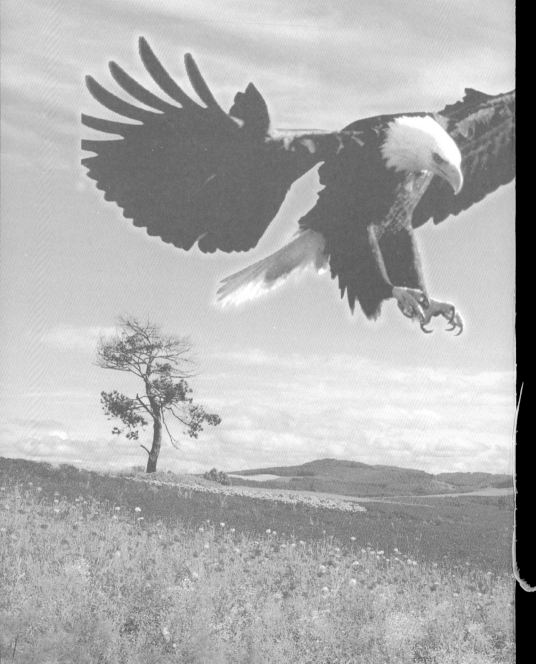

大展好書　好書大展
品嘗好書　冠群可期

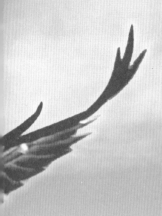

大展好書　好書大展

品嘗好書　冠群可期

中醫保健站：76

少數民族民間治療疑難怪病絕技

主　　編	張力群　李友剛
主編助理	劉紅梅
副 主 編	章發翔　余思暢　陶建岳　蔡昌化
編　　委	劉書涵　楊　文　梁　虎　姚瓊英
	許服疇　鍾慶良　范仲國　馬應乖
	張麗華　王學良　張立偉
秘　　書	趙彥琴

大展出版社有限公司

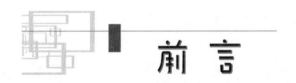

前 言

　　《少數民族民間治療疑難怪病絕技》是繼張力群主編《中國各民族民間秘方全書》、《中國各民族民間外治秘方全書》、《中國各民族民間藥食秘方全書》（均係再版）以及《中國民族民間特異療法大全》出版之後又一部力作。

　　所謂疑難怪病，作者多年研究民族民間奇方異草、古籍，手抄本得出的結論：

　　一是診斷上的誤差，如傣族的「批扒」可分幾種臨床表現。「批扒木」類似於西醫的「癲癇大發作」；「批扒介」類似於西醫的「癲癇小發作」；「批扒卯」類似於西醫的「精神分裂症」；「批扒泵」又類似於西醫的夢遊症。

　　而方藥只有一個，即黃牛角1g、大飛楊草汁適量，牛角刮細與大飛楊汁混合，再加適量開水就可服用。體現了一方治多種「疑似」病的特點。

　　二是對病症的稱謂，如彝族醫書《聶蘇諾期》稱「咪西豪」為風邪染疾，如抽風、蕁麻疹等，而傣醫稱「腦邁攏恒」的病為畏寒、高熱、抽搐，用藥各

異。有的就稱爲「怪病」，即有症無病因或病名混
淆，無西醫的診斷依據。

藥名的混淆或一藥治多病，也使很多「疑似」
病，考其病因增加了難度。例如中草藥「大苦溜
溜」，西雙版納叫「旋花茄」，傣族叫「帕利」，雲
南思茅叫「苦涼菜」，彝族叫「諾肺莫力氣」。有的
治赤痢、小便結痛；有的治瘧疾、感冒發熱；有的治
療藥物或食物中毒。而《西雙版納傣藥志》載方治嘔
吐；《中藥大辭典》載方治膀胱炎。

本書爲了更正這一混亂現象，所收集的「疑難怪
病」經考證確切後一律以西醫的病名或中醫的症冠
名。所用的藥名一律用中草藥名（少數用別名），不
再標注少數民族的稱謂。

什麼是絕技？也可以稱絕招，別人沒有的你有，
所謂「一招鮮，吃天下。」秘而不宣叫秘方，一經公
開或經臨床驗證後就叫驗方。

本書絕技來源的1/4爲張力群主編的三部全書。1/4
來源於張力群等收集的《民族民間名醫方精選》（大
部分爲醫院製劑配方首次披露）。1/4來源於張力群等
收集的《民族民間秘驗方集》，爲三部全書後首次公
開的秘驗方。最後1/4爲少數民族的特色療法，尚未被
《中國民族民間特異療法大全》所收錄。

就驗方而言，本書大多數是經過臨床驗證的（尤

其是癌症方）。其中少數是主編在上世紀80年代因工作需要收集到的秘驗方（含個別購買的用於開發的方子）。故涉及到有的方子的工藝保密性，本書不再公開獻方人的姓名地址。

來自少數民族民間的藥方絕技，大多有口碑而無文字記載。有的有傳人，至今還在行醫（如有些保密處方的醫院製劑）；有的已開發為市售藥（如傣藥、彝藥、藏藥、蒙藥、苗藥、壯藥等）。有的由於各種原因，在開發過程中流產，至今仍在絕技傳人手中行醫的秘驗方。

無論是哪一種情況，本書收集的也僅僅是滄海之一粟。民族民間的單方藥或小複方（3至5味藥），大部分是「原創」的秘驗方。但很多「絕技」是根據民族民間「原創方」組方改進的。

最後一提的是：參加本書各項編寫工作的有：中國民間中醫藥研究開發協會，特效醫術發掘整理專業委員會腫瘤學組主任委員，昆明本忠健康諮詢服務部李友剛。昆明報業集團劉紅梅、雲南省生命健康教育管理委員會楊文。中國民族民間秘方、藥食、外治全書編委會章發翔、蔡昌化、陶建兵、梁虎、姚瓊英、許服疇、鐘慶良，范仲國、馬應乖、張麗華、王學良。雲南省藥物研究所余思暢、劉書涵，在此一併致謝。

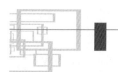

目　錄

第一編　內　科

傳染病和寄生蟲病············ 23

非典型肺炎（SARS）··· 23

破傷風················· 23

病毒性肝炎············· 24

急性病毒性肝炎········· 25

病毒性肝炎合併重度黃疸

·················· 25

B型肝炎·············· 26

結核病盜汗············· 27

日本腦炎··············· 27

病毒性腦炎············· 28

流行性出血熱··········· 28

傷寒··················· 29

霍亂··················· 29

真菌性腸炎············· 30

腸滴蟲病··············· 30

急性細菌性痢疾········· 31

阿米巴痢疾············· 31

感染性疾病············· 32

惡性瘧疾··············· 32

間日瘧疾··············· 33

囊蟲病················· 33

藍氏賈第鞭毛蟲病······· 34

蛔蟲病················· 34

膽道蛔蟲病············· 34

蟯蟲病················· 35

鈎端螺旋體病··········· 35

華支睪吸蟲病··········· 36

薑片蟲病··············· 36

麻疹··················· 37

麻疹合併肺炎（瘄腮）··· 37

白喉··················· 38

百日咳（痙咳）········· 38

肺結核················· 39

流行性腮腺炎（痄腮）··· 39

麻風病················· 40

血吸蟲病··············· 40

鈎端螺旋體病··········· 41

呼吸系統疾病············ 41

軍團病················· 41

感冒··················· 42

感冒咳嗽··············· 43

上呼吸道感染 ……………… 43

慢性支氣管炎 ……………… 44

支氣管哮喘 ………………… 45

哮喘持續狀態 ……………… 46

喘息性支氣管炎 …………… 46

過敏性哮喘 ………………… 47

慢性阻塞性肺部疾病 …… 47

肺炎 ………………………… 48

肺水腫 ……………………… 48

咯血 ………………………… 49

支氣管炎 …………………… 49

肺膿瘍（肺癰）…………… 50

胸膜炎 ……………………… 50

肺氣腫 ……………………… 51

矽肺 ………………………… 51

循環系統疾病 …………… 52

血管神經性頭痛 …………… 52

心率失常 …………………… 52

過早搏動 …………………… 53

陣發性室上性心動過速 … 53

重症室上性心動過速 …… 54

病態竇房結綜合徵 ……… 54

高血壓 ……………………… 54

高血壓急症 ………………… 55

冠心病 ……………………… 56

心絞痛 ……………………… 56

心肌梗塞 …………………… 57

病毒性心肌炎 ……………… 57

心力衰竭 …………………… 58

急性左心衰竭 ……………… 58

慢性充血性心力衰竭 …… 59

肺心病急性期 ……………… 59

肺心病心衰 ………………… 60

雷諾氏病 …………………… 60

高血脂病 …………………… 60

克山病 ……………………… 61

脈管炎 ……………………… 61

低血壓 ……………………… 62

高原反應 …………………… 62

消化系統疾病 …………… 62

呃逆 ………………………… 62

貪食症 ……………………… 63

食管炎 ……………………… 63

真菌性食管炎 ……………… 64

賁門失弛緩症 ……………… 64

上消化道出血 ……………… 64

慢性胃炎 …………………… 65

淺表性胃炎 ………………… 65

膽汁反流性胃炎 …………… 65

非潰瘍性消化不良 ……… 66

消化性潰瘍 ………………… 66

胃潰瘍 ……………………… 67

十二指腸潰瘍 ……………… 67

復發性潰瘍病 ……………… 68

胃下垂 ……………………… 68

胃腸痙攣性腹痛 …………… 69

腸道易激綜合徵 ………… 69

急性胃腸炎 ……………… 69

慢性結腸炎 ……………… 70

感染性腹瀉 ……………… 70

腹脹 ……………………… 71

腹痛 ……………………… 71

肝癌 ……………………… 72

癌性腹痛 ………………… 72

肝區疼痛 ………………… 73

肝病性瘙癢 ……………… 73

肝性胸水 ………………… 73

肝硬化腹水 ……………… 73

肝硬化 …………………… 74

肝硬化性門脈高壓症 …… 74

急性腹瀉 ………………… 75

急性腹瀉脫水 …………… 75

非感染性腹瀉 …………… 75

膽絞痛 …………………… 76

急性膽囊炎 ……………… 76

慢性膽囊炎 ……………… 76

急性胰腺炎 ……………… 77

急性出血壞死型胰腺炎 … 77

便秘 ……………………… 78

痔瘡 ……………………… 78

內痔便血 ………………… 79

肝裂 ……………………… 79

膽道蛔蟲病 ……………… 79

膽結石 …………………… 80

脫肛 ……………………… 80

腸結核 …………………… 81

短腸綜合徵 ……………… 81

腸系膜上動脈壓迫綜合徵

………………………… 81

泌尿系統疾病 ………… 82

泌尿系感染 ……………… 82

急性腎炎 ………………… 82

慢性腎炎 ………………… 83

腎病綜合徵 ……………… 83

尿瀦留 …………………… 84

泌尿道梗阻 ……………… 84

夜尿症 …………………… 85

尿失禁 …………………… 85

腎性高血壓 ……………… 85

腎絞痛 …………………… 86

輸尿管絞痛 ……………… 86

急性腎功能衰竭 ………… 86

慢性腎功能衰竭 ………… 87

泌尿系統結石 …………… 88

輸尿管結石 ……………… 88

少精症 …………………… 88

慢性前列腺炎 …………… 89

前列腺增生症 …………… 89

陽痿 ……………………… 90

遺精頻繁 ………………… 90

病理性遺精 ……………… 91

精液不化症 ……………… 91

乳糜尿（尿濁）………… 91

尿毒症 ………………… 92

腎性水腫 ……………… 92

膀胱結石 ……………… 93

腎盂積水 ……………… 93

蛋白尿 ………………… 94

痛風性腎病 …………… 94

慢性腎功能不全 ……… 94

多囊腎 ………………… 95

血液系統疾病 ………… 95

白細胞減少症 ………… 95

嗜酸性粒細胞增多症 …… 96

原發性血小板減少性紫癜

……………………… 96

過敏性紫癜 …………… 97

再生障礙性貧血 ……… 97

缺鐵性貧血 …………… 98

陣發性睡眠性血紅蛋白尿症

……………………… 98

血友病 ………………… 98

骨髓增生異常綜合徵 …… 99

貧血性萎黃病 ………… 99

急性粒細胞性白血病 … 100

神經系統和精神性疾病 … 100

失眠 …………………… 100

輕微腦功能失調 ……… 101

神經衰弱 ……………… 101

精神分裂症 …………… 102

興奮狀態精神病 ……… 102

抑鬱性神經症 ………… 103

老年精神病（躁動症）… 103

癲癇 …………………… 104

抽動－穢語綜合徵 …… 104

多發性硬化 …………… 105

神經官能症 …………… 105

偏側面肌痙攣 ………… 105

鏈黴素致顱神經損害 … 106

各種頑固性痛症 ……… 106

三叉神經痛 …………… 107

坐骨神經痛 …………… 107

頭痛 …………………… 108

高原性頭痛 …………… 108

偏頭痛 ………………… 109

不安腿（不寧腿）綜合徵

……………………… 110

低顱壓綜合徵 ………… 110

腦梗塞 ………………… 110

腦血栓形成 …………… 111

腦血管痙攣 …………… 111

腦血管疾病 …………… 112

缺血型腦血管病 ……… 112

短暫性腦缺血發作 …… 113

焦慮症 ………………… 113

腦血管意外（中風）… 114

面神經炎 ……………… 114

多發性神經炎 ………… 115

震顫性麻痺症 ………… 115
週期性癱瘓症 ………… 116
神經衰弱症 …………… 116
癔病（歇斯底里）…… 117
夢遊症 ………………… 117
老年性癡呆 …………… 118
慢性疲勞綜合徵 ……… 118
偏癱 …………………… 119
紅斑性肢痛症 ………… 119
肢端蒼白症 …………… 120
腔隙性腦梗塞 ………… 120

內分泌代謝疾病 ……… 121
類風濕性關節炎 ……… 121
痛風性關節炎 ………… 121
甲狀腺腫 ……………… 122
毒性彌漫性甲狀腺腫 … 122
甲狀腺功能亢進 ……… 123
男性乳房發育 ………… 123
生長激素缺乏症 ……… 124
糖尿病 ………………… 124
糖尿病周圍神經炎 …… 125
糖尿病肢端壞疽 ……… 125
糖尿病性皮膚潰瘍 …… 125
糖尿病性瘙癢 ………… 126
糖尿病性胃輕癱 ……… 126
中樞性尿崩症 ………… 127
肢端肥大症 …………… 127
肥胖症 ………………… 127

痛風 …………………… 128

第二編　外　科

外傷感染 ……………… 129
癤腫 …………………… 129
甲溝炎 ………………… 130
皮脂腺囊腫 …………… 130
皮膚慢性潰瘍 ………… 131
燙傷 …………………… 131
燒傷瘢痕增生期 ……… 132
瘢痕疙瘩 ……………… 132
耳前瘻管 ……………… 132
慢性竇道 ……………… 133
外科止血 ……………… 133
淺表血栓性靜脈炎 …… 133
鞘膜積液 ……………… 134
屈肌腱狹窄性腱鞘炎
（扳機指）…………… 134
骨關節炎 ……………… 135
甲狀腺囊腫 …………… 135
坐骨結節囊腫 ………… 136
顳下頜關節功能紊亂 … 136
頸椎病 ………………… 136
脊髓型頸椎病 ………… 137
肋軟骨炎 ……………… 137
乳房囊性增生病 ……… 138
乳房纖維性囊腫 ……… 138
乳腺癌 ………………… 139

運動性損傷 …………… 139

肱骨外上髁炎

（網球肘）…………… 140

足跟痛 …………… 140

跟骨骨刺 …………… 141

脫肛 …………… 141

肛裂 …………… 142

腸麻痺 …………… 142

粘連性腸梗阻 ………… 143

肛門術後尿瀦留 ……… 143

腓腸肌痙攣 …………… 143

急性腰扭傷 …………… 144

腰腿疼 …………… 144

前列腺炎 …………… 145

前列腺增生症 ………… 145

女性尿道黏膜脫垂症 … 146

螞蟥鑽入男性尿道 …… 147

陰莖頭血管瘤 ………… 147

腦外傷綜合徵 ………… 147

術中嘔吐 …………… 148

預防闌尾切除術後感染

…………… 148

膽囊切除後上腹痛 …… 148

痹症（急、慢性關節炎）

…………… 149

痿症 …………… 149

慢性骨髓炎 …………… 150

化膿性骨髓炎 ………… 150

骨質增生症 …………… 151

肩關節周圍炎 ………… 155

腰肌勞損 …………… 152

腰椎病 …………… 152

膝骨性關節炎 ………… 153

膝關節滑膜炎 ………… 154

痔瘡 …………… 154

血栓閉塞性脈管炎 …… 155

跌打損傷 …………… 155

腱鞘囊腫 …………… 156

淋巴結炎 …………… 156

褥瘡 …………… 156

隱翅蟲皮炎 …………… 157

急性闌尾炎 …………… 157

股骨頭骨骺炎（扁平髖）

…………… 158

急性腰扭傷 …………… 158

骨折 …………… 159

類風濕性關節炎 ……… 159

骨結核 …………… 160

多囊腎 …………… 160

髕骨軟骨軟化症 ……… 161

關節腔積液 …………… 161

軟組織損傷 …………… 162

狹窄性腱鞘炎 ………… 162

腦積水 …………… 162

顱內血腫 …………… 163

小腿潰瘍（臁瘡）…… 163

淋巴結核（瘰癧）　…… 164

腹外疝　………………… 164

肝膿腫　………………… 165

雷諾病　………………… 165

小兒肌性斜項　………… 166

第三編　婦產科

痛經　…………………… 167

經前期緊張症　………… 167

月經過多　……………… 168

子宮內膜異位症　……… 168

盆腔炎　………………… 169

宮頸糜爛　……………… 169

慢性宮頸炎　…………… 170

滴蟲性陰道炎　………… 170

真菌性陰道炎　………… 171

老年性陰道炎　………… 171

更年期綜合徵　………… 172

輸卵管阻塞　…………… 172

壓力性尿失禁　………… 173

妊娠中毒症　…………… 173

妊娠劇吐　……………… 173

先兆流產　……………… 174

人流擴宮　……………… 174

預防產後出血　………… 174

產後尿瀦留　…………… 175

產後缺乳　……………… 175

乳汁淤積症　…………… 175

新生兒破傷風　………… 176

新生兒顱內出血　……… 176

新生兒硬腫症　………… 176

女性不孕症　…………… 177

女性性功能障礙　……… 177

帶下病　………………… 178

月經病　………………… 178

外陰瘙癢　……………… 179

外陰白斑病　…………… 179

胎動不安症　…………… 180

子宮脫垂（陰挺）　…… 180

宮外孕　………………… 181

外陰血腫　……………… 181

卵巢囊腫　……………… 182

外陰潰瘍　……………… 182

乳頭皸裂　……………… 183

避孕　…………………… 183

第四編　小兒科

猩紅熱　………………… 184

嬰兒肝炎綜合徵　……… 184

麻疹　…………………… 184

水痘　…………………… 185

百日咳　………………… 185

流行性腮腺炎　………… 186

細菌性痢疾　…………… 186

阿米巴痢疾　…………… 187

鼠傷寒沙門氏菌腸炎　… 187

輪狀病毒胃腸炎 ……… 188

血吸蟲病 ………… 188

藍氏賈第鞭毛蟲病 …… 188

蛔蟲性腸梗阻 ……… 189

原發性血小板減少性紫癜

……………… 189

喘憋性肺炎 ……… 189

小兒肺炎 ………… 190

毛細支氣管炎 ……… 190

哮喘 …………… 191

哮喘持續狀態 ……… 191

哮喘性支氣管炎 …… 192

喘息性支氣管炎 …… 192

病毒性上呼吸道感染 … 192

上呼吸道感染致發熱 … 193

預防小兒反覆呼吸道感染

……………… 193

咳嗽 …………… 193

小兒支氣管炎 ……… 194

口腔黏膜燙傷 ……… 194

鵝口瘡 …………… 194

疱疹性口腔炎 ……… 195

小兒嘔吐 ………… 195

嬰兒腹瀉 ………… 196

病毒性腸炎腹瀉

（秋季腹瀉） ……… 196

小兒假膜性腸炎 …… 196

直腸脫垂 ………… 197

小兒心律失常 ……… 198

過早搏動 ………… 198

兒童腦動脈閉塞症 …… 198

急性腎炎 ………… 199

重症腎性高血壓 ……… 199

小兒腎性血尿 ……… 199

難治性尿蛋白 ……… 200

重症肌無力 ……… 200

小兒血管瘤 ……… 201

兒童精神發育不全 … 201

小兒多動症 ……… 201

異食癖 …………… 202

厭食症 …………… 202

遺尿症 …………… 202

神經性尿頻症 ……… 203

小兒發熱 ………… 203

腸病性肢端皮炎 ……… 204

皮膚念珠菌病 ……… 204

小兒凍傷 ………… 205

摩擦性苔蘚樣疹 …… 205

濕疹 …………… 205

乳兒禿髮 ………… 206

小兒流涎 ………… 206

小兒驚風 ………… 207

小兒夏季熱 ……… 207

小兒舞蹈病 ……… 208

佝僂症 …………… 208

新生兒硬腫症 ……… 209

小兒營養不良 ……… 209

第五編　皮膚科

帶狀疱疹 ……………… 210

壞疽性帶狀疱疹 ……… 210

扁平疣 ………………… 211

尋常疣 ………………… 211

膿疱瘡（黃水瘡） …… 212

毛囊炎 ………………… 212

念珠菌病 ……………… 213

體癬 …………………… 213

花斑癬 ………………… 213

手癬 …………………… 214

足癬 …………………… 214

酒糟鼻 ………………… 215

皮膚黑變病 …………… 215

魚鱗病 ………………… 216

疥瘡 …………………… 216

凍瘡 …………………… 217

寒冷性多形紅斑 ……… 217

生漆皮炎（漆瘡） …… 218

玫瑰糠疹 ……………… 218

稻田皮炎 ……………… 218

變應性結節性皮膚血管炎

………………………… 218

慢性濕疹 ……………… 219

手掌脫皮 ……………… 219

蕁麻疹 ………………… 220

慢性蕁麻疹 …………… 220

急性射線皮炎 ………… 221

銀屑病（牛皮癬） …… 221

系統性硬皮病 ………… 221

瘙癢症 ………………… 222

神經性皮炎 …………… 222

色素性紫癜性皮疹 …… 223

雀斑 …………………… 223

黃褐斑 ………………… 224

痤瘡 …………………… 224

腋臭（狐臭） ………… 225

汗腳 …………………… 225

斑禿 …………………… 226

婦女多毛症 …………… 226

淋病 …………………… 227

尖銳濕疣 ……………… 227

外陰尖銳濕疣 ………… 228

皮膚惡性黑色素瘤 …… 228

脂溢性皮炎 …………… 229

狼瘡性脂膜炎 ………… 229

陰囊濕疹 ……………… 229

多汗症 ………………… 230

自汗、盜汗 …………… 230

白癜風 ………………… 231

梅毒 …………………… 231

瘢痕疙瘩 ……………… 232

第六編 眼 科

電光性眼炎 ………… 233

病毒性角膜炎 ………… 233

樹枝狀角膜炎 ………… 234

真菌性角膜潰瘍 ……… 234

疱疹性角膜炎 ………… 235

淺層點狀角膜炎 ……… 235

急性結膜炎 …………… 235

春季結膜炎 …………… 236

紅眼病 ………………… 236

瞼部毛細血管型血管瘤

………………………… 237

前房出血 ……………… 237

眼瞼抽搐 ……………… 237

沙眼 …………………… 238

絕對期青光眼 ………… 238

假性近視 ……………… 239

急性視神經炎 ………… 239

視網膜色素變性 ……… 239

麥粒腫 ………………… 240

眼壓升高 ……………… 240

翼狀胬肉 ……………… 240

白內障 ………………… 241

視神經萎縮 …………… 241

單純性青光眼 ………… 242

急性虹膜睫狀體炎 …… 242

中心性脈絡膜視網膜病變

………………………… 243

視網膜中央靜脈阻塞 … 243

眼瞼水腫、風熱赤眼 … 243

眼眶假瘤 ……………… 244

流淚症 ………………… 244

慢性淚囊炎 …………… 245

夜盲症 ………………… 245

乾眼症 ………………… 245

雙目複視 ……………… 245

角膜雲翳 ……………… 246

第七編 耳鼻喉科

耳鳴 …………………… 247

神經性耳鳴 …………… 247

中耳炎 ………………… 248

耳廓軟骨膜炎 ………… 248

外耳道乳頭狀瘤 ……… 249

耳廓假性囊腫 ………… 249

眩暈 …………………… 249

美尼爾病 ……………… 250

鼻出血 ………………… 250

鼻前庭炎 ……………… 251

鼻竇炎 ………………… 251

萎縮性鼻炎 …………… 251

額竇炎 ………………… 252

過敏性鼻炎 …………… 252

慢性鼻炎 ……………… 253

慢性肥厚性鼻炎 ……… 253

化膿性扁桃體炎 ········· 253
預防扁桃體摘除術後出血
　 ···················· 254
慢性咽炎 ············· 254
喉息肉 ··············· 255
聲帶息肉 ············· 255
聲音嘶啞 ············· 255
慢性喉炎 ············· 256
化膿性中耳炎 ········· 256
耳聾耳鳴 ············· 257
鼻息肉 ··············· 257
慢性鼻竇炎 ··········· 258
外傷後神經性耳聾 ····· 258
酒糟鼻 ··············· 258

第八編　口腔科

牙周病 ··············· 259
慢性牙周炎 ··········· 259
牙髓炎急性發作 ······· 260
肝病之牙齦出血 ······· 260
口腔潰瘍 ············· 260
復發性口腔潰瘍
（阿弗他口炎） ········ 261
唇癰 ················· 262
牙痛 ················· 262
口腔黏液腺囊腫 ······· 263
口臭 ················· 263
舌縮症 ··············· 264

老年口乾、多涎症 ····· 264
牙齦萎縮 ············· 264
舌炎症 ··············· 265
頑固性口腔潰瘍 ······· 265
口舌生瘡 ············· 265
嘴唇乾裂、鼻部乾燥症
　 ···················· 266
小兒口瘡 ············· 266

第九編　男　科

男性不育症 ··········· 268
陽痿 ················· 269
早洩 ················· 269
不能射精 ············· 270
血精 ················· 270
陰莖異常勃起（強中）··· 271
縮陽症 ··············· 271
縮陰症 ··············· 272
精索靜脈曲張 ········· 273
天宦 ················· 273
孵雛綜合徵 ··········· 273
龜頭炎 ··············· 274
急性睪丸炎 ··········· 274
急性附睪丸炎 ········· 274
男性更年期綜合徵 ····· 275
睪丸冷痛 ············· 276

第十編　腫瘤科

肺癌 …………………… 277

胃癌與賁門癌 ………… 277

肝癌 …………………… 278

鼻咽癌 ………………… 279

喉癌 …………………… 279

食道癌 ………………… 280

乳腺癌 ………………… 280

宮頸癌 ………………… 281

腸癌 …………………… 282

膀胱癌 ………………… 282

胰腺癌 ………………… 283

甲狀腺癌與腺瘤 ……… 283

皮膚癌 ………………… 284

淋巴癌 ………………… 285

白血病 ………………… 285

神經纖維肉瘤 ………… 287

腦瘤 …………………… 287

腦垂體腫瘤 …………… 288

血管瘤 ………………… 289

唾液腺腫瘤 …………… 289

唇癌 …………………… 290

腮腺癌 ………………… 290

中耳癌 ………………… 290

縱隔腫瘤 ……………… 291

腹部腫瘤 ……………… 291

腹膜間皮瘤 …………… 291

腺癌 …………………… 292

肛門癌 ………………… 292

纖維肉瘤 ……………… 292

脂肪瘤 ………………… 293

腎癌 …………………… 293

卵巢瘤 ………………… 294

骨瘤 …………………… 294

絨毛膜上皮癌與惡性
葡萄胎 ………………… 295

肱骨尤文氏瘤 ………… 295

陰莖癌 ………………… 296

舌癌 …………………… 296

子宮肌瘤 ……………… 296

原發性支氣管肺癌 …… 297

第十一編　抗癌中草藥
　　　及治療反應絕技

食管癌 ………………… 299

胃癌 …………………… 300

腸癌 …………………… 300

肝癌 …………………… 301

胰腺癌 ………………… 301

肺癌 …………………… 302

鼻咽癌 ………………… 302

宮頸癌 ………………… 303

絨毛膜上皮癌 ………… 303

乳腺癌 ………………… 304

卵巢癌 ………………… 304

膀胱癌 …………………… 305
甲狀腺癌 ………………… 305
皮膚癌 …………………… 305
顱內腫瘤 ………………… 306
骨內瘤 …………………… 306
軟組織腫瘤 ……………… 307
白血病 …………………… 307
急性淋巴瘤 ……………… 308

第十二編　抗癌治療
反應選技

晚期癌症劇痛病人止痛方
…………………………… 309
抗癌治療中提升白細胞和
血小板方 ………………… 309
抗癌治療噁心嘔吐方 … 310
抗癌治療食慾不振方 … 310
抗癌治療腹瀉方 ………… 311
抗癌治療血尿方 ………… 311
放療後口乾、咽燥及舌紅
方 ………………………… 311
放療後便血方 …………… 312
治療放射性肺炎方 ……… 312
宮頸癌放療後直腸反應方
…………………………… 312
鼻咽癌放療後熱性反應方
…………………………… 312
放療後陽虛反應方 …… 313

第十三編　性　病

非淋菌性尿道炎 ……… 314
軟下疳 …………………… 315
性病性淋巴肉芽腫 …… 315
腹股溝肉芽腫 …………… 316
生殖器疱疹 ……………… 316
傳染性軟疣 ……………… 317
生殖器念珠菌病 ……… 317
嗜血桿菌性陰道炎 …… 318

第十四編　其他病症

戒毒 ……………………… 319
戒菸 ……………………… 320
戒酒 ……………………… 320
急性酒精戒斷症狀 …… 320
退熱鎮痛 ………………… 321
夜間頭痛 ………………… 321
肋骨尖端綜合徵 ……… 321
競技綜合徵 ……………… 322
慢性疲勞綜合徵 ……… 322
胸廓出口綜合徵 ……… 322
一氧化碳中毒 …………… 323
少年白髮 ………………… 323
狐臭 ……………………… 323
脫髮 ……………………… 324
雞蛋美容 ………………… 324
去面部黑斑 ……………… 324

黑臉變白 …………… 325

傷口不留疤 ………… 325

黃牙變白 …………… 325

粉刺 ………………… 326

五指治病 …………… 326

砒霜中毒 …………… 327

七竅流血 …………… 327

性交暈厥 …………… 327

酒醉暈厥 …………… 328

斷指再接 …………… 328

煙燻救治 …………… 328

石灰入眼 …………… 328

雷擊觸電 …………… 329

痔瘡 ………………… 329

支氣管哮喘 ………… 329

處女閉經 …………… 330

食物避孕 …………… 330

長壽藥酒 …………… 330

瘋狗咬傷 …………… 331

毒蛇咬傷 …………… 331

六氣治病 …………… 331

鬼壓鬼打 …………… 332

辟穀 ………………… 332

怪病 ………………… 333

第十五編
少數民族民間特色療法

降脂食物 …………… 334

畬族鮮藥療法 ……… 334

藏醫白脈療法 ……… 335

藏醫搽塗療法 ……… 335

土家族薰蒸療法 …… 336

苗族掐蝴蝶療法 …… 337

傣族特色磨藥法 …… 337

壯族溫刮縛紮刺法 … 338

苗族克毒療法 ……… 338

布依族酸湯療法 …… 340

羌族治結腸炎外敷法 … 341

哈薩克族的黑藥皂療法

………………… 341

維吾爾族治病偏方 … 342

白族治菌痢驗方 …… 342

瑤族黃土治病法 …… 343

苗醫特色履蛋法 …… 344

藏醫烙鐵熨 ………… 345

侗族菸油良藥 ……… 346

土家族竹子拔火罐 … 346

回族治便秘 ………… 347

彝族治傷風 ………… 347

蒙醫蕎麥麵療法 …… 347

滾藥包袪寒通絡 …… 348

畬族捏八卦療法 …… 349

螞蟻療法 …………… 349

時辰點穴治失眠 …… 350

長壽穴益壽法 ……… 350

點穴「開鎖」救治 …… 351

五行茶療 ⋯⋯⋯⋯⋯ 352

五行音樂療法 ⋯⋯⋯ 353

野菜袪臟腑火熱 ⋯⋯ 354

壯族鮮花葉療法 ⋯⋯ 355

以樹療疾 ⋯⋯⋯⋯⋯ 356

蒙古族鰭薊灸 ⋯⋯⋯ 357

侗醫特色治痧法 ⋯⋯ 358

提搏氣療法 ⋯⋯⋯⋯ 358

苗族叭貼療法 ⋯⋯⋯ 359

滿族蟲藥治病 ⋯⋯⋯ 359

羌族打通杆療法 ⋯⋯ 360

蒙醫擦塗療法 ⋯⋯⋯ 360

布依族治痔瘡 ⋯⋯⋯ 361

蒙醫以震治震療法 ⋯ 362

土家族治胃潰瘍用
「蚤休肚」 ⋯⋯⋯⋯ 362

壯醫藥線點療法 ⋯⋯ 363

滿族波屯治病 ⋯⋯⋯ 364

仡佬族外治法 ⋯⋯⋯ 364

侗族野芋頭刮痧法 ⋯ 365

藏族沐浴療法 ⋯⋯⋯ 365

蒙醫薰鼻療法 ⋯⋯⋯ 366

蒙藥浴治療關節炎 ⋯ 367

傣族「烘雅」療法 ⋯ 367

蒙醫噴酒按摩法 ⋯⋯ 368

土家族火攻療法 ⋯⋯ 369

藏族民間美髮方 ⋯⋯ 370

土家族雞胸療法 ⋯⋯ 371

畬族頭髮刮痧 ⋯⋯⋯ 371

壯醫熱熨法 ⋯⋯⋯⋯ 372

瑤醫夾藥推刮療法 ⋯ 373

維吾爾族石榴治病 ⋯ 373

蒙醫刺絡放血療法 ⋯ 374

清明辟穀清腸 ⋯⋯⋯ 375

哈尼族樟木治病 ⋯⋯ 376

壯族佩藥療法 ⋯⋯⋯ 377

土家族三生湯 ⋯⋯⋯ 378

范氏治腸癌驗方 ⋯⋯ 378

古方新用除癌瘤 ⋯⋯ 379

跌打風濕以「通」為治 ⋯ 380

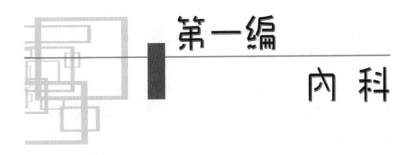

第一編
內　科

傳染病和寄生蟲病

非典型肺炎（SARS）

技一　鮮蘆根20g，銀花15g，連翹15g，蟬衣10g，僵蠶10g，薄荷6g，生甘草5g。

技二　蒼朮12g，白朮15g，黃耆15g，防風10g，藿香12g，沙參15g，銀花20g，貫眾12g。

技三　貫眾10g，銀花10g，連翹10g，大青葉10g，蘇葉10g，葛根10g，藿香10g，蒼朮10g，太子參15g，佩蘭10g。

用法　水煎服，每日2次，連續服用7～10日。

說明　三技均可用於預防和治療非典型肺炎。

來源　非典型肺炎流行期官方發佈和民間普遍使用的中藥方。

破　傷　風

技一　蜈蚣1條，全蠍3g，膽南星3g，天麻3g，白芷

3g，羌活6g，防風3g。

技二 樟丹、火硝各18g，胡椒40粒，帶根蔥白3根，米醋適量。

用法 技一將上藥水煎去渣，加入雞矢白末6g，黃酒1杯，分3次內服，為1日量。必要時成人可加倍服用雞矢白末，牙關緊閉不能咽下的可保留灌腸。小兒酌減量。

技二將上藥共搗爛，用米醋適量調為糊狀，外敷雙足心湧泉穴及雙手心，用布包紮，可放置熱水袋以助發熱，尚可配合外敷肚臍，一般只外敷1次即可。

說明 技一方中雞矢白末為雞糞之灰白部分，將其選出焙乾研末用之。用該方曾治療破傷風病人10餘例，均獲得痊癒。技二方可祛風解痙，適用於防治破傷風。

來源 均來自民族民間經驗方。

病毒性肝炎

技一 黃耆25g，太子參15g，山萸肉15g，連翹25g，陳皮15g，生山楂30g，女貞子18g，丹參20g，茯苓18g，三七粉18g（沖服），熟豬肝30g。

技二 炒柴胡、薄荷、炒杭芍、砂仁、陳皮、竹茹、炒雞內金各6g，炒枳實（沖）4.5g，木香3g，陳佛手9g，蘆根、雞骨草各15g。

技三 沙參、麥冬、枸杞、棗仁各12g，生地15g，當歸、川楝子、甘草各6g，梔子、白芍各9g。

技四 貫眾15g，甘草10g，水適量。

用法 技一將上藥水煎，分早、晚飯前服，每日1

劑，3個月為1個療程。技二和技三每日1劑，水煎分3次服。技四煎煮15分鐘，加白糖適量，每日1劑，連服5～10劑。

說明　技一主治A型病毒性肝炎；技二主治急性病毒性肝炎（肝鬱濕熱）；技三、技四主治慢性肝炎（肝腎不足，氣血虧虛），均有較佳療效。

來源　張力群等《民族民間名醫方精選》。

急性病毒性肝炎

技一　山豆根、蒲公英、虎杖各20g，茵陳30g，生大黃（後下）、梔子、鬱金、薑半夏、五味子各10g，赤芍、茯苓、黃耆、黨參各15g，甘草5g。

技二　白朮、厚朴、豬苓、澤瀉各4.5g，茯苓9g，廣陳皮、砂仁（打）各3g，藿香6g，廣木香2.4g。

技三　牛膽汁10毫升，蜂蜜10g。

用法　技一、技二水煎服，每日1劑，療程為10日。技三牛膽汁與蜂蜜兌勻，溫開水沖服，早晚各服1劑，6日為1療程。

說明　技一、技二用於急性無黃疸型肝炎（濕熱阻滯），技三用於急性黃疸型肝炎（濕重於熱），療效顯著。

來源　張力群等《民族民間名醫方精選》。馬應乖《中國回族民間實用藥方》。

病毒性肝炎合併重度黃疸

技一　赤芍60g，梔子、大黃、茵陳各30g，龍膽草

15g。

技二 茵陳 10g，梔子 10g，生大黃 10g，丹皮 6g，枳實 10g，鬱金 6g，銀花 10g，甘草 5g。

技三 水牛角 30g，羚羊角尖 3g，鮮生地 15g，丹皮 15g，大青葉 15g，生大黃 15g，丹參 15g，元明粉 12g，生山梔 12g，茵陳 50g，石膏 30g，連翹 15g，黃芩 12g，茜草 15g。

用法 技一水煎 2 次，分 2 次服，20 日為 1 個療程。技二水煎 2 劑 4 次煎服，連服 1 月。技三水煎 2 次溫服，每日 1 劑，連服 2 劑。

說明 技二清熱解毒，利濕退黃化瘀；技三祛黃平肝，涼血養陰，可用於重症肝炎。

來源 王學良等《神針妙手奇方》。

B 型肝炎

技一 太子參 15g，桃仁 10g，白朮、白芍、當歸各 15g，白花蛇舌草 30g，生麥芽 15g，茯苓、澤蘭、澤瀉各 12g，薏苡仁 30g，大黃 10g，丹皮 9g，丹參 15g，五味子 10g，甘草 8g。

技二 烏梅 30g，虎杖根 30g。

技三 黨參 15g，白朮 12g，當歸 15g，丹參 10g，秦艽 15g，黃柏 15g，乾地龍 10g，防風 15g，桑寄生 15g，白僵蠶 10g，柴胡 12g，甘草 5g。

用法 水煎服，每日 1 劑。

說明 三技治療 B 型肝炎有效率在 90% 以上。

來源　張力群等《民族民間名醫方精選》。

結核病盜汗

技一　熟地10g，當歸10g，黃連10g，黃柏10g，黃耆20g，黃芩10g。

技二　鳳凰衣10枚，荔枝核7枚，紅棗5枚。

技三　板栗（去殼）50～75g，雞蛋2個，冰糖適量。

技四　韭菜100g，豬腰1個。

用法　技一水煎服，每日1劑。分2～3次口服。技二三味濃煎，取汁，早晚空腹服下。技三將栗子入鍋加水適量，文火煮至爛透，將雞蛋去殼連同冰糖一起加入，蛋熟糖化後關火。每日1劑，分早晚2次空腹食用。技四兩者洗淨切片煮熟後當菜吃，連吃7～10日。

說明　技三技四亦可用於非結核病盜汗。

來源　張力群等《民族民間名醫方精選》。

日本腦炎

技一　黃連、黃芩、炒枳實、通草各3g，法半夏、竹如、茵陳、杏仁、厚朴各6g，菖蒲、生薑各4.5g。

技二　佩蘭、藿香、石菖蒲、銀花、連翹各9g，玉泉散（包）30g，龍膽草4.5g，蒲公英、七葉一枝花、半枝蓮各15g。

技三　板藍根、大青葉各250g。

用法　技一技二每日1劑，水煎服。技三濃煎取汁，以鼻飼管1次注入100～200毫升。3小時後，患兒開始出

汗，改為4小時服1次。

說明　技二用於重型日本腦炎（氣營兩燔），技一技三用於小兒日本腦炎（風暑濕內閉）。

來源　張力群等《民族民間名醫方精選》。

病毒性腦炎

技一　石膏50g，二花30g，知母15g，連翹10g，玄參15g，生地12g，黃芩10g，防風10g，荊芥10g，甘草6g。

技二　鈎藤、瓜蔞仁（打）各10g，桑葉、菊花各7g，貝母、炒梔子、天竺黃、秦艽、黃芩各5g，膽南星炒僵蠶、枳殼各3g，牛清心丸1粒（泡）。

技三　吳茱萸9～15g。

用法　技一技二水煎服，每日1劑，分3次服。技三將吳茱萸研為細末，用白酒適量調為膏糊狀，外敷雙足心湧泉穴及雙手勞宮穴，用紗布包紮固定。敷1～2小時，每日1次，引熱下行。

說明　技二技三亦可用於流行性腦膜炎。

來源　張力群等《民族民間名醫方精選》。

流行性出血熱

技一　滇竹葉15g，生石膏30g。

技二　石膏120g，知母、丹皮、赤芍各10g，水牛角、白茅根各60g，生地20g。

技三　大蒜2瓣，芒硝10g，冰片1g。

用法　技一水煎2次，分2～3次服，每日1劑。技二

每日1劑，水煎服。嚴重者可2劑。日夜連服。技三將大蒜搗泥，與芒硝、冰片混勻為糊狀，外敷雙足心湧泉穴，等足心出現強烈刺激時除去。

說明 技一清熱解毒，補氣養陰，利尿。技二用於氣血兩燔，血熱熾盛者。技三可引熱下行，有利於上消化道出血的逆轉。

來源 張力群等《民族民間名醫方精選》。

傷 寒

技一 川連12g，滑石20g，杏仁12g，銀柴胡15g，蒲公英30g，川朴15g，板藍根50g，通草15g。

技二 鳳尾草，魚腥草各50g，茵陳9g，藿香梗8g。

技三 佩蘭葉、鬱金、茯苓、竹茹各10g，法半夏6g，陳橘皮、枳實各5g，甘草15g，石菖蒲3g，滑石12g。

用法 三技均水煎分3次服，每日1劑。

說明 技一為清熱解毒，化濕通下，對熱重於濕的腸傷寒療效好，病程短。技二用於濕熱蘊聚，合併腸出血者可加地榆18g、黑銀花10g。鼻塞加蓮蓬、黑梔子各9g、茅根30g。技三用於腸傷寒濕熱醞釀不解。

來源 張力群等《民族民間名醫方精選》。

霍 亂

技一 藿香15g，佩蘭12g，茯苓20g，防風6g，黃連9g，山藥20g，葛根10g，炒蒼朮10g，焦白朮10g，甘草6g。

技二 細葉黃花香葉15～30g，陳石榴皮15～30g，地桃花根30～60g。

技三 茜草30g～60g。

用法 技一技二水煎服；技三搗爛衝開水服（加冷水2～5滴）。

說明 技二技三為雲南紅河哈尼族彝族民間方，技一為經典方。

來源 張力群等《民族民間名醫方精選》。

眞菌性腸炎

技一 丁香6g，肉桂3g，升麻、蓮子肉、葛根、烏梅、肉豆蔻、苦參、赤石脂、寒水石各9g。

技二 陳茶葉15g，生薑7g，煨薑7g，酒藥子25g（炒黃）。

用法 技一水煎2次合併藥液，分3次服，每日1劑，小兒減半。技二每日1劑，水煎分2次服。

說明 技一為經典方，技二為民間方。

來源 張力群等《民族民間名醫方精選》。

腸滴蟲病

技一 檳榔9g，生百部6g，苦楝根皮9g，石榴皮6g，苦參9g，土烏梅6g。

用法 水煎服，每日1劑，5日為1個療程。

說明 本方為治療腸滴蟲病的經典方，療程最短者3日，最長者12日，平均5日。

來源　張力群等《民族民間名醫方精選》。

急性細菌性痢疾

技一　白頭翁9～18g，黃連3～6g，黃柏6～9g，秦皮9～12g，蒲公英18～20g，鮮馬齒莧25～50g，陳皮6～9g，白朮9～12g，白芍9～18g，防風9～18g，木香6～9g，神麴12～18g。

技二　吳茱萸3g，黃連、木香各6g。

技三　二花20g，黑山楂20g，紅白糖各3g。

技四　奶豆腐130g。

用法　技一水煎取汁，每日1劑，服3次。急性用大劑量，慢性用小劑量。技二共研細末，用清水適量調為稀糊狀，外敷肚臍處，每日1換，連續3～5日。技三水煎服，技四將牛奶置高溫後燒開，用紗布過濾出奶豆腐，加食鹽拌勻後食用。

說明　技四為塔吉克族方。

來源　王學良等《神針妙手奇方》，張力群等《民族民間名醫方精選》。

阿米巴痢疾

技一　白頭翁30g，黃芩15g，鴉膽子9g，黃連9g，厚朴9g，藿香9g。

技二　鴉旦子18g，山藥200g，薏苡仁200g，滑石200g。

用法　技一水煎2～3次後合併藥液，分3次服。技二

共研細末，每次服6g，用米湯送服，日服2次。

說明　技一如惡寒高熱者，加葛根12g、金銀花15g；下痢赤多者，加生地榆15g；噁心嘔吐者，加半夏9g；腹痛者，加白芍10g。技二為民間驗方。

來源　張力群等《民族民間名醫方精選》。

感染性疾病

技一　黃柏、川軍、甘草各9g。

技二　大黃藥6～15g。

用法　技一水煎服；技二新鮮全草水煎服，日服3次，或用鮮品搗爛外敷患處。

說明　技一主治泌尿系統感染，尿痛、尿頻、尿急。技二主治炭疽感染，是雲南紅河哈尼族彝族的民間驗方。

來源　張力群等《民族民間名醫方精選》。

惡性瘧疾

技一　法半夏、黨參各6g，炮薑、黃連各1.5g，炒黃芩、陳皮、炒穀芽各9g，炙甘草3g，大棗2枚。

技二　柴胡、黃芩、蒼朮、川厚朴、陳皮、青皮、半夏、茯苓、檳榔、威靈仙、草果仁（煨去皮）各4g，炙甘草2g，生薑3片。

技三　川芎、白芷、蒼朮、桂枝各等份。

用法　技一技二水煎分3次服，每日1劑，技三研極細末。瘧發前2小時，取藥粉1g，以紗布包裹，納鼻孔內，瘧發汗出後，取出。連續3次為1個療程。

　　說明　技一用於惡性瘧（寒熱痰濕，阻滯胸膈）。技二用於惡性瘧（先寒後熱，熱多寒少者）。技三則可用於各類瘧疾。

　　來源　張力群等《民族民間名醫方精選》。

間日瘧疾

　　技一　柴胡、青蒿、竹茹各 10g，酒黃芩、酒知母、薑半夏、旋覆花（包）各 7g，全瓜蔞 12g，薤白頭、陳皮、製厚朴、炒枳實各 5g，白蔻仁 3g。

　　技二　柴胡、黃芩、檳榔炭、酒常山、青皮、陳皮半夏麴、蘋果仁各 10g，厚朴、甘草各 6g，生薑 1 片，紅棗 3 枚。

　　用法　每日 1 劑，水煎分 3 次服。

　　說明　技一證見間日發作，惡寒發熱，寒則戰慄鼓頷，四肢抽搐，胸中痞悶，乾嘔，神志恍惚等。技二證見惡寒戰慄，毛孔怒張，繼則高熱，然後自汗而緩，間歇日一切如常等。

　　來源　張力群等《民族民間名醫方精選》。

囊 蟲 病

　　技一　白芥子 15g，黃耆 12g，半夏、防風、菊花、茯苓、白朮各 10g，蔓荊子、天麻、川芎、當歸、甘草各 6g。

　　用法　加水煎沸 15 分鐘，濾出藥液，再加水煎 20 分鐘，去渣，兩煎所得藥液兌勻，分 2 次服，每日 1 劑，60

劑為一個療程。

說明 技一亦可用於腦囊蟲病人。

來源 張力群等《民族民間名醫方精選》。

藍氏賈第鞭毛蟲病

技一 烏梅12g，仙鶴草30g，使君子9g，茯苓12g，山楂12g，木香6g，檳榔9g，苦參6g，當歸5g，白朮6g

用法 將上藥水煎後分2～3次服，每日1劑。

說明 技一為10歲兒童用量。成人用量加倍。

來源 張力群等《民族民間名醫方精選》。

蛔 蟲 病

技一 烏梅20粒(去核)，使君子仁9g，番瀉葉1.5g。

技二 生紫蘇子。

用法 技一水煎，去渣、頓服，每日1劑。技二生紫蘇子搗爛或咬碎嚼吃，空腹服下，連服3日。若蛔蟲引起胃痛，膽絞痛及嘔吐者，用花椒3g，米醋250毫升，熬水，稍溫後1次頓服，待蛔安痛止，再吃蘇子。

說明 採自民族民間驗方。

來源 張力群等《民族民間秘驗方集》。

膽道蛔蟲病

技一 茵陳30g，檳榔30g，川椒5g，細辛3g，乾薑10g，鬱金10g，烏藥10g，使君子15g，大黃5g，川楝子10g，元胡（醋炒）10g。

技二 川椒20g，香油50g，雞蛋1個。

用法 技一水煎，分3次口服，服時加食醋20～30毫升，每日1劑。小兒用量酌減。技二將川椒研細麵，香油倒入鐵鍋中，用武火煮沸，然後把打碎的雞蛋加入炒黃，並與川椒麵混勻，炒至似焦非焦為度，乘溫頓服。

說明 技一如併發膽道感染者，可加金銀花15g、梔子15g、黃芩10g、金錢草30g。技二服藥後即可止痛，亦有排蟲效果。

來源 張力群等《民族民間名醫方精選》。

蟯 蟲 病

技一 大黃、桃仁、桂枝各15g，甘草10g，芒硝5g（沖服）。

技二 花椒50g。

用法 技一水煎、去渣、頓服、每日1劑。技二水煎後趁熱薰洗肛門，每日2次。

說明 技二用於肛門瘙癢難忍。

來源 張力群等《民族民間秘驗方集》。

鈎端螺旋體病

技一 狗仔花60g，土茯苓60g，黃芩12g，連翹12g，柴胡9g，金銀花12g，佩蘭18g，葛根15g，甘草3g。

技二 絲瓜絡（燒灰存性），紅糖50g。

用法 技一每日1劑，分3次熱服。技二用紅糖水兌服。

說明　技一用於流感傷寒型。技二用於本病所致的腫痛瘡毒。

來源　張力群等《民族民間名醫方精選》。

華支睾吸蟲病

技一　吳茱萸0.5份，苦楝根（二層）皮末1份，密蠟1.5份，雞子清適量。

技二　老鴉蒜（石蒜）4粒，蓖麻子40粒。

用法　技一先將藥末用雞子清搓勻，將密蠟放鍋內，放炭火上溶解後與前藥混合搓透，然後做成片劑。每日清晨空腹用粥或白糖吞服，每服6～12g後服適量緩瀉劑，以防便秘。技二將兩藥共搗爛，外敷雙側湧泉穴。

說明　技一中的苦楝根皮必須去掉外層紅色樹皮，用其三層白皮，否則可能中毒。技二主治本病有腹水或痞塊者。

來源　張力群等《民族民間秘驗方集》。

薑片蟲病

技一　檳榔30g，牽牛子10g。

技二　鮮南瓜子15～30g，檳榔10～30g，鮮石榴皮10～15g，黑丑6～10g。

用法　技一水煎服，每日1劑。技二用藥前夜應多吃酸性食物，次日晨空腹服藥。

說明　技二應在停服其他驅蟲藥半個月後使用。

來源　張力群等《民族民間秘驗方集》。

麻　疹

技一　蘇葉、桔梗、前胡各2.4g，僵蠶、葛根、牛蒡子各3g，荊芥1.5g，香豆豉9g，甘草0.9g，蔥白2寸（後下）。

技二　胡椒9粒，蔥白5根。

用法　技一每日1劑，水煎服。技二共搗爛，加紅糖適量調如泥糊樣，布包，外敷於胸部及手，足心10～30分鐘，麻疹即可透出。

說明　技一用於麻疹初起，咳嗽流涕等。技二可疏風解表，適用於麻疹疹出不透。

來源　張力群等《民族民間秘驗方集》。

麻疹合併肺炎（瘄腮）

技一　銀花（連葉）6g，連翹、牛蒡子、竹葉、僵蠶各4.5g，桔梗、荊芥、粉葛根各3g，豆豉9g，鮮蘆根12g，升麻2.4g，蔥白2寸（後下）。

技二　白礬30g，二丑15g，小麥麵、食醋各適量。

用法　技一水煎服，每日1劑。技二將白礬、二丑研為細末，與麥麵混勻，加食醋調為稀糊狀，外敷於雙湧泉穴，敷料覆蓋固定，乾後即換，以保持局部濕潤，連續3～5日，可配合敷臍。

說明　技一用於疹後高熱不退的病毒內閉期。技二可下氣平喘。

來源　張力群等《民族民間秘驗方集》。

白 喉

技一 馬鞭草（葉莖）100g。

技二 龍膽草、瓜蔞仁各15g，生地、玄參、桑花生石膏、山豆根各50g，黃連7.5g，木通、甘草、丹皮、牛蒡子各10g，麥冬25g。

用法 技一搗爛至出汁，再加第二次淘米水1000毫升，充分攪拌，去渣取汁即口服。或加水1000毫升煎熬，濃縮至300毫升，日服3次，連服3～5日。

技二水煎至240毫升，1歲每次20毫升，5歲每次40毫升，日服4～6次。

說明 技二用於陽熱型白喉，症見高熱目赤，煩躁，便秘，喉有白點偽膜等。

來源 張力群等《民族民間秘驗方集》。

百日咳（痙咳）

技一 鮮紫皮大蒜5瓣。

技二 百部、白前、車前子各9g，首烏15g，桑花10g，連翹4g，黃芩、甘草各5g。

用法 技一搗為泥狀，外敷於雙足心湧泉穴，外以敷料覆蓋，膠布固定。男左女右，每日換藥1次，連續3～5日。

技二每日1劑，水煎分3次服。

說明 技一可解痙止咳；技二用於痰熱互結。

來源 張力群等《民族民間秘驗方集》。

肺 結 核

技一　羊肺1具，魚腥草50g，小白芨30g，土黨參50g

技二　蘆根、苡仁、冬瓜仁各12g，白芍、女貞子、花粉、天冬、貝母、知母各9g，甘草3g。

技三　仙鶴草、紅棗、西黨參、生地、桑白皮各12g，天花粉、陳皮、五味子各9g，甘草3g。

用法　技一燉熟後吃藥喝湯，每日1劑，分2次服，15日為1個療程。

技二技三水煎分2～3次服，每日1劑。

說明　技二用於陰虛肺熱；技三用於氣陰兩虛型，兩技均用於浸潤型肺結核。

來源　張力群等《民族民間秘驗方集》。

流行性腮腺炎（痄腮）

技一　仙人掌100g，板藍根50g，冰片15g。

技二　柴胡、黃芩、杭白芍、法半夏、甘草各6g，黨參、桂枝、板藍根各9g，生薑3片，大棗3枚。

技三　鮮仙人掌50g，明礬5g，雞蛋1個。

用法　技一將鮮仙人掌搗爛取汁，板藍根、冰片分別研細過篩，共調為膏狀。日服3次，每次20g，亦可外敷患側。技二同法炮製，蛋清拌勻，外敷患處，膠布固定。3日更換1次，一般2次即可治癒。技三每日1劑，水煎分3次服。

說明　技二用於急性腮腺炎，症見兩耳前腮部腫痛、

牙痛、咀嚼不便，身無寒熱，局部不紅等。

來源 張力群等《民族民間秘驗方集》。

麻 風 病

技一 鈎藤 15g，防風 12g，羌活 12g，白薑蟲 9g，全蟲 3g，川芎 9g，明天麻 12g，生甘草 6g。

技二 野棉花（打破碗花花）適量。

技三 大棗、砒霜（綠豆大）、冰片。

用法 技一水煎服，每日 3 次。技二搗爛塞鼻孔。技三將棗去核，砒霜放入棗肉內，火燒至去青煙為度。研末加冰片少許（如 15 枚棗加冰片 0.2g）用藥管吹敷患處，10分鐘後洗去（砒霜劇毒，慎勿入口）。

說明 技一主治麻風病口眼歪斜。技二主治麻風病皮膚紅斑。技三主治結核型，瘤型麻風。據報導對早期麻風病有較好療效。

來源 張力群等《民族民間秘驗方集》。

血吸蟲病

技一 牛奶漿（甘遂）根或莖。

技二 山奈適量。

用法 技一洗淨曬乾，也可用細火烤乾或晾乾，研磨成粉，過篩去渣，製成密丸或膠囊。每日服 1 次，每次0.5～1g，早晨空腹服藥為宜。孕婦、嘔吐者忌服。服藥期間忌鹽。

技二將山奈研成粉，同時將山奈粉撒於痞塊部，以紗

布沾漆醋敷於痞塊腹面，再以酒精灑在紗布上，周圍以濕布繞成圈，保護皮膚，然後點燃紗布，直至病人感到灼熱即滅。以布蓋住，反覆數次。病人有舒適感，痞塊可逐漸變軟。

說明 技一消腹水效果顯著，但甘遂有小毒，服藥後有經度噁心、嘔吐、腹痛。個別嘔吐較重的，可對症處理。

來源 張力群等《民族民間秘驗方集》。

鈎端螺旋體病預防

技一 香澤蘭。

技二 草鞋鼻子5只，百草霜500g。

用法 技一把香澤蘭切碎撒於稻田內（田內積水不宜太多），隔天即可下田勞動，預防鈎體感染。

技二將草鞋鼻子燒成灰放在碗內，加入百草霜，以白酒沖服，治療鈎病初期感染。

說明 以上為湘西土家族民間方。

來源 張力群等《民族民間秘驗方集》。

呼吸系統疾病

軍 團 病

技一 荊芥10g，防風10g，土茯苓15g，桔梗15g，柴胡12g，前胡10g，羌活6g，獨活6g，川芎12g。

用法 水煎服，每日1劑。

說明 該病係嗜肺性軍團桿菌引起的以肺部病變為主的全身性疾病，出現發熱，厭食、全身不適和精神錯亂等症狀。

來源 張力群等《民族民間名醫方精選》。

感 冒

技一 龍眼葉30g。

技二 魚腥草30g，蒲公英30g，桑皮10g，甘草3g。

技三 連翹20g，銀花10g，防風6g，柴胡10g，葛根6g，芥穗9g，法半夏9g，黃芩12g，木通6g，甘草6g。

技四 鮮薑皮10g，酸梨1個（削下皮和核）蘋果1個（削下皮和核），桑白皮10g，茯苓皮10g

技五 板藍根20～30g，金銀花10g，連翹12g，玄參15g，桔梗12g，蒲公英30g，虎杖15g，蘆根40g，黃芩12g，黃耆10g，甘草6g。

技六 黃芩、羌活各40g，細辛10g。

用法 技一洗淨切碎，水煎服。技二水煎服，每日1劑，連服3～5日。技三水煎服，每日1次。技四先下茯苓皮、桑白皮煮15分鐘，再下鮮薑皮，蘋果皮、酸梨皮及核，煮約10分鐘即可。留渣飲湯，每晚1次，蓋被至微出汗。技五水煎2次，每天1劑，分3次服。技六共研為末，每次沖服10g。每天3次。

說明 技一技五主治流感；技二技六主治風熱型感冒；技三主治春季流感；技四主治風寒感冒。

來源 張力群等《民族民間秘驗方集》。

感冒咳嗽

技一 枇杷葉、紫蘇葉、甜杏仁、大蒜各20g，甘草5g。

技二 芫荽（香菜）適量。

技三 麻黃、細辛各5g。

技四 大力子、浮海石、天竺黃各10g。

用法 技一加水煎沸15分鐘，濾出藥液，再加水煎20分鐘，去渣，兩煎所得藥液兌勻，分服，每日1～2劑。技二將芫荽洗淨，搗爛絞汁，取1小酒杯燉熱，白糖沖服後靜臥片刻，連服2～3天。技三技四研為細末，加米醋適量，調為稀糊狀，外敷於肚臍處，敷料覆蓋，膠布固定。每日換藥1次，連續3～5日。

說明 技二用於外感咳嗽，少飲止咳，多飲反增咳，體弱者服半酒杯，體壯者服1酒杯（約25毫升）。技三適用於風寒咳嗽，技四適用於風熱咳嗽。

來源 張力群等《民族民間秘驗方集》。

上呼吸道感染

技一 蘆根20g，僵蠶10g，蟬蛻10g，金銀花20g，薄荷6g，牛膝6g，生甘草6g。

用法 每日1劑，水煎分2次口服。

說明 加減用於上呼吸道感染、急性咽喉炎，急性扁桃體炎等，一般3～5劑而癒。

來源 張力群等《民族民間名醫方精選》。

慢性支氣管炎

技一 紫菜、遠志各25g，牡蠣50g。

技二 生麻黃6g，杏仁6g，荊芥穗6g，桔梗6g，生甘草3g。

技三 帶骨狗肉1000g，桑樹皮（去外層粗皮，要內層白皮入藥）100g。

技四 鮮茜草18g（或乾品9g），陳皮18g。

技五 核桃10枚。

技六 茯苓15g，炙甘草6g，桂枝、白朮、乾薑、五味子各10g。

技七 胡黃連12g，蒲公英、生甘草各15g，苦參10g。

技八 附子25g，麻黃3g，生甘草30g，乾薑15g，訶子肉15g。

用法 技一技二水煎2次服。每日1劑。技三加水共燉至狗肉爛熟，飲湯吃狗肉，每週1劑，服10劑為1個療程。技四水煎日服2次。技五連皮搗爛，加白糖適量，開水沖入，蒸服。技六水煎3次，分3次飯後溫服，每日1劑。技七技八水煎服，每日1劑。

說明 技三主治老年慢性支氣管炎，遇寒即發，咳嗽氣喘。

技七用於慢性支氣管炎（濕熱阻滯型）。

技八用於慢性支氣管炎（寒濕犯肺型）。

來源 張力群等《民族民間秘驗方集》、《民族民間名醫方精選》。

支氣管哮喘

技一　生薑、芋頭去皮（不可沾水）。

技二　石韋適量，冰糖50g。

技三　五味子120g，鮮雞蛋5個。

技四　麻黃絨、細辛、五味子、桂枝各3g。

技五　紫河車粉500g，蛤蚧200g，桔梗150g，陳皮150g。

用法　技一按1：2的量磨成泥，加入等量麵粉，使其濃稠，攪拌均勻。臨睡前，將此薑芋糊攤於長形布上，或製成袋，將藥貼於胸部睡覺，次晨取下，連續7日。

技二石韋用量兒童25g以下，10歲～15歲每天用50g。16歲以上每日用75g。每50g加水1000毫升，煎至300毫升，趁熱加入冰糖，分3次服，3日為1個療程。

技三用淨水浸泡五味子與雞蛋一週，將五味子去掉，文火煎雞蛋至熟，去殼連湯空腹服之。

技四定穴位為定喘穴、肺俞、膈俞、腎俞（定喘穴為單，其他為雙側）。將藥研為細粉，以薑汁調膏備用。在夏季三伏天各穴同時用藥，每伏用藥1次。將藥膏塗於適當大小的薄膜紙上，貼於各穴，然後用膠布固定。貼藥期間以病人自覺局部灼熱疼痛即拿下貼藥，以免起泡傷皮。

技五將藥共研為細末，裝入0.25g膠囊。發作期每日服3次，每次3～4粒。緩解期每日2次，每次1～2粒，空腹服藥。

說明　技三主治過敏性支氣管哮喘。技五為支氣管哮

喘「冬病夏治」的特效方。

　　來源　王學良等《神針妙手奇方》，張力群等《民族民間秘驗方集》。

哮喘持續狀態

　　技一　北沙參、枇杷葉各12g，旋覆花、炙麻黃各4.5g，大麥冬、蘇子、甜葶藶、桑白皮、光杏仁、象貝、地龍乾、炙兜鈴各9g，白果肉7個。

　　技二　靈芝6g，半夏、蘇葉、厚朴、茯苓各9g。

　　用法　技一每日1劑，水煎服。技二水煎去渣，加冰糖20g，頓服。

　　說明　該病又稱為哮喘急性持續（發作24小時以上而不能緩解者）。發作時出現張口呼吸、出汗、紫紺明顯、焦慮不安及意識障礙，兩肺哮鳴音，心率加快等。

　　來源　張力群等《民族民間名醫方精選》。

喘息性支氣管炎

　　技一　癟桃乾15g，佛耳草15g，旋覆花10g，全瓜蔞15g，薑半夏15g，防風10g，五味子6g。

　　技二　乾地龍60g，陳香櫞20g。

　　技三　杏仁9g，白芍、半夏、厚朴各6g，麻黃、桂枝、甘草各5g，乾薑、五味子、細辛各3g。

　　說明　技一水煎分早晚兩次服。技二兩藥烘乾共研粉末，每次取5g，加蜂蜜調服。技三加水煎沸15分鐘，濾出藥液，再加水煎20分鐘，去渣，兩煎所得藥液兌勻，分

服，每日1～2劑。

來源　張力群等《民族民間秘驗方集》。

過敏性哮喘

技一　杏仁、丹皮各12g，地龍、白芥子各10g，黃耆15g。

技二　蘆薈30g。

用法　技一水煎，每日1劑，早晚飯後溫服。技二將香油50g放入鍋內加熱至沸，然後將蘆薈30g切成細片，放入滾開的油中，炒至微黑色，然後將秋季產出的鴨蛋1枚打碎，倒入鍋中炒熟，一次性吃完。每日1次，1個療程30日。

說明　可針對各種誘因的過敏性哮喘。

來源　張力群等《民族民間秘驗方集》。

慢性阻塞性肺部疾病

技一　廣柑橘1個（去皮、核、壓碎），川貝母6g，冰糖20g。

技二　紅參、山萸肉、麥冬、枸杞、胡桃肉、懷牛膝、茯苓、法半夏各10g，補骨脂、生黃耆、冬蟲夏草各15g，熟地黃12g，紫河車5g，五味子15g。

技三　茯苓20g，白朮15g，乾薑、甘草、橘紅、厚朴、葶藶子、蘇子各9g，桂枝6g。

用法　技一同放入鍋內蒸，待水開後再蒸20分鐘即可，一次食用。技二水煎，早晚2次溫服。忌菸酒。技三

水煎2次去渣兌勻，分2次服，每日1劑。

說明　技一適用於慢阻肺虛症；技二適用於肺氣虛型肺氣腫患者；技三適用於慢性支氣管炎併發肺氣腫。

來源　張力群等《民族民間秘驗方集》。

肺　炎

技一　魚腥草、鴨跖草、開金鎖、全瓜蔞各15g，酸漿草、黃芩、馬勃、百部、南天竹子、天將殼、旋覆花各9g，甘草6g。

技二　黃連3g，黃芩、淡豆豉、焦山梔、沙參、杏仁、瓜蔞皮、地骨皮、知母各9g，蘆根60g，茅根30g，玄參、苡仁各15g，石膏24g。

技三　開金鎖20g，虎杖15g，重樓10g，鴨跖草12g，魚腥草12g，地龍15g。

用法　技一兩煎所得藥液兌勻，分服，每天1～2劑。技二水煎分3次服，每日1劑。技三水煎4次分服，每日1劑，小兒減半。

說明　技一主治細菌性肺炎，技二技三（服藥期間忌豆類食物）主治大葉性肺炎。

來源　張力群等《中國民族民間秘方大全》、《民族民間秘驗方集》。

肺　水　腫

技一　鮮荷葉、扁豆花、鮮竹葉、金銀花、絲瓜絡各6g，鮮西瓜翠衣20g。

技二　黨參、沙參、丹參、玄參、厚朴、地龍各15g，蘇子、白芥子、萊菔子、葶藶子、菟絲子、杏仁各12g，桃仁10g，甘草5g。

用法　技一可用雄黃29g研末加1～2個雞蛋清，調敷胸腹，亦可水煎服。技二兩煎所得藥液兌勻，分2次服，每天1～2劑。

說明　技一用於重症肺炎，高熱、咳嗽、抽搐，兩肺有明顯濕性音者。技二主治肺水腫之喘滿，咳嗽短氣。

來源　張力群等《民族民間名醫方精選》。

咯　血

技一　大黃、黃芩各10g，黃連5g。

技二　石榴皮10g，側柏炭15g，梔子炭45g，大黃炭10g。

技三　生地黃30g，白茅根30g，丹皮10g，仙鶴草10g，葦莖12g，杏仁12g，魚腥草15g，桑白皮15g，桔梗10g。

用法　技一技三每日1劑，水煎分3次服。技二水煎代茶飲。

說明　三技均主治支氣管擴張咯血。

來源　張力群等《民族民間秘驗方集》。

支氣管炎

技一　地龍15g，款冬花10g，冰糖10g。

技二　黃芩15g，前胡12g，杏仁12g，桔梗12g，魚腥

草30g，金銀花12g，全栝樓15g，橘紅15g，炙冬花12g，川母12g。

技三　生薑500g，純蜂蜜120g。

用法　技一二水煎服，每日1劑。技三將生薑搗爛取汁棄渣、澄清，再棄去上清液，取其沉澱物（類似澱粉狀），加入蜂蜜，攪拌均勻，入鍋蒸熟，晚飯後頓服，臥床休息，微出汗。

說明　技一治氣管炎發熱，技二治急性支氣管炎。技三治支氣管炎寒咳。

來源　張力群等《民族民間秘驗方集》。

肺膿腫（肺癰）

技一　葦根、金銀花各15g，生石膏12g，知母、全瓜蔞、牛蒡子、黃芩各9g，甘草4.5g。

技二　蘆根60g，冬瓜仁、蒲公英、野蕎麥根各30g，苡仁、桃仁各12g，銀花、連翹各9g，魚腥草15g。

用法　均每日1劑，水煎服。

說明　技一用於熱壅於肺，蘊毒化膿型的肺癰（肺膿腫）。技二用於風熱壅肺，鬱久蒸膿，發熱、咳嗽無痰、神萎，胸片見肺多發性膿腫，周圍伴肺尖及肺氣囊形成。

來源　張力群等《民族民間名醫方精選》。

胸膜炎

技一　大戟、莞花、大棗各10g，甘遂5g，葶藶子15g。

技二　蘇葉、白朮、半夏、白芥子各9g，茯苓、杏仁各12g，桂枝、甘草各3g，川朴4.5g，苡仁15g。

用法　以上每日1劑，水煎分3次服。

說明　技一用於滲出性胸膜炎（懸飲）；技二用於結核性胸膜炎。

來源　張力群等《民族民間名醫方精選》。

肺　氣　腫

技一　豬肺1具（去氣管）、青蘿蔔2個。

技二　蘆根30g，冬瓜仁30g，萊服子20g。

用法　技一共放鍋內煮，飲其湯即可。技二每日1劑，水煎分4次服。

說明　兩技交替使用，3劑為1個療程。

來源　張力群等《民族民間秘驗方集》。

矽　肺

技一　敗醬草15g，銀花12g，葦莖12g，冬瓜仁12g。

用法　水煎服，每日1劑。

說明　熱甚：加黃芩9g、連翹9g。

　　　咯血：加白芨9g、地榆9g、仙鶴草9g。

　　　咳甚：加貝母9g、沙參9g、吉仁9g。

來源　張力群等《民族民間名醫方精選》。

循環系統疾病

血管神經性頭痛

技一 細辛、蒼耳、羌活、白芷各6g。

技二 生薑36g。

用法 技一共研細末，加水和丸如綠豆大塞鼻孔內，左側頭痛塞右鼻孔，右側頭痛塞左鼻孔，見汗即癒。

技二將生薑煮熟，打爛，左側頭痛包右足心，右側頭痛包左足心，每日1換。

說明 技一可疏風散寒止痛；技二可祛風止痛，適用於偏頭痛。

來源 張力群等《民族民間秘驗方集》。

心律失常

技一 黃耆60g，丹參、炙甘草、黨參各30g，當歸、降香各12g，附子15g，枳殼、桂枝各10g，紅花6g，生薑5g，大棗10g。

技二 生地15g，天冬、麥冬、枇杷葉、炒山梔、滑石各9g，茵陳12g，甘草3g。

用法 技一附子先煎2小時後入諸藥共煎30分鐘，煎2次。每次服藥液150ml，每天1劑。10天為1個療程。1個療程後複查心電圖1次。技二每日1劑，水煎分3次服。

說明 技一若氣虛甚者，紅參易黨參；胸悶者加薤

白；心悸甚者加柏子仁；血壓高者加石決明；頭昏甚者加天麻；室性早搏者加苦參。技二用於心悸（心腎陰虛，濕熱內盛）者。

來源　張力群等《民族民間名醫方精選》。

過早搏動

技一　太子參30g，麥門冬、赤勺、川芎各15g，五味子、牡丹皮各10g。

技二　乾蓮子500g，甘草10g

用法　技一加水煎沸15分鐘，濾出藥液，再加水煎20分鐘，去渣，兩煎藥液兌勻，分服，每天1劑。

技二將乾蓮子，甘草（微炒）共研極細末，每次用10～15g，沸水沖泡後，溫服。

說明　兩技均可用於室性早搏及心動過速。

來源　張力群等《民族民間名醫方精選》。

陣發性室上性心動過速

技一　生半夏、生石菖蒲等量。

技二　烏豆50g，桂圓肉15g，大棗50g。

用法　技一研成極細末，過篩後密封貯瓶備用。使用時用蘆葦筒取藥末少許，吹入患者鼻腔噴嚏3～8次。

技二水煎早晚分服。

說明　該病主要症狀是心悸，胸悶，心前區不適，頭暈，勁部脹滿感、乏力等。

來源　張力群等《民族民間秘驗方集》。

重症室上性心動過速

技一 當歸10g，黨參10g，白朮10g，黃耆15g，茯神20g，遠志12g，酸棗仁20g，木香6g，煅龍齒20g，珍珠母20g，甘草6g。

用法 水煎服，每天1劑。

說明 該病人有窒息感，血壓下降，心率160次／分以上。呼吸困難，脈搏弱或不清。

來源 張力群等《民族民間名醫方精選》。

病態竇房結綜合徵

技一 黃耆35g，淫羊藿、地龍各25g，薤白、狗脊各20g，丹參、白朮各15g，附子、降香、桂枝各10g，細辛、五味子各5g。

用法 加水煎服15分鐘，濾出藥液，再加水煎20分鐘，去渣，兩煎藥液兌勻，分服，每天1劑。

說明 該症見胸悶心悸，氣短煩躁，便溏，手足心熱，心率低下。

來源 張力群等《民族民間名醫方精選》。

高 血 壓

技一 女貞子、旱蓮草、珍珠母各30g，桑葚子、白芍、丹參各15g，鉤藤、茺蔚子、杜仲、牛膝各12g，地龍10g。

技二 玉米鬚（乾品）30g，菊花、決明子各10g。

技三　陳皮800g，槐花、木香各300g，川芎、夏枯草、菊花各200g。

用法　技一加水煎沸15分鐘，濾出藥液，再加水煎20分鐘，去渣，兩煎所得藥液兌勻，分服，每日1～2劑。

技二用沸水沖泡代茶飲。每日1劑。技三共研細末，裝入布袋中，作藥枕使用，每日不少於4小時。

開始使用時，可口服少量降壓藥，以後逐漸減量，7日後減至停藥。藥枕可連續使用60日左右再換藥，一般使用1個星期左右即有明顯的降壓作用。

說明　技一主治高血壓的頭暈目眩，頭痛耳鳴，胸悶心悸，失眠多夢，記憶力減退，腰酸肢麻，夜尿頻。技三適用於一、二期高血壓。

來源　張力群等《中國民族民間秘方・外治大全》。

高血壓急症

技一　竹茹9g，茯苓15g，龍膽草9g，川芎6g，天麻9g，黃芩9g，黃連6g，石菖蒲9g，龍骨12g，牡蠣15g，梔子2g（炒黑），桑寄生9g，夏枯草9g。

技二　桑枝、桑葉、茺蔚子各10～15g。

用法　技一加水煎沸15分鐘濾出藥液，再加水煎20分鐘，去渣，兩煎所得藥液兌勻，分服，每日1～2劑。注意4小時後再服二煎，不可吃東西，酌飲淡白糖水，加食鹽少許。技二加水1000毫升煎至600毫升，在40～50度水溫時泡腳30～40分鐘，每晚1次。一般泡腳30分鐘後開始降壓，11個小時後作用最強，維持4～6小時，若8小時後

血壓有回升，可煎湯第二次薰洗，一般經2次治療可恢復到平時的基礎血壓。

說明 該病是指高血壓病人的血壓突然急劇升高而產生的一系列症狀。有發熱感、口乾、多汗、寒戰、頭昏、皮膚蒼白、氣促、心動過速等。

來源 張力群等《中國民族民間秘方‧外治大全》。

冠 心 病

技一 丹參、瓜蔞皮、葛根、白芍各15g，桂枝、枳殼各9g，紅花6g。

技二 柴胡10g，陳皮12g，丹參50g，合歡花5g。

技三 芥末200～500g。

用法 技一水煎兩次所得藥液兌勻，分服，每天1～2劑，同時服冠心蘇合丸1粒，每天2次。技二用武火煮沸，再用文火煎30分鐘，分3次溫服，每日1劑。20天為1個療程。技三將芥末先以少量水調成糊狀，直至出現芥子油氣味，倒入浴盆，沖入溫熱水適量，進行手、足浴。每日1次，每次10～30分鐘。

說明 芥末浸浴對皮膚有強烈的刺激感，使皮膚血管擴張充血，有增強新陳代謝和減經疼痛的作用。

來源 張力群等《中國民族民間秘方‧外治大全》。

心 絞 痛

技一 川芎25g，柴胡20g，半夏、炙甘草、附子、當歸各15g，生薑12g，人參10g，黃芩9g，大棗12枚。

技二　梔子、桃仁各12g，煉密30g。

技三　川芎、白芷各2份，冰片1份。

用法　技一兩煎所得藥液兌勻，分服，每天1劑。技二藥研末，加蜜調成糊狀。把糊狀藥攤敷在心前區，紗布敷蓋。第1週每3日換藥1次，以後每週換藥1次，6次為一療程。技三將諸藥研為細末，裝瓶備用。使用時每次用白酒調為稀糊狀，置於傷濕止痛膏中央，外貼於心俞穴或心前區疼痛處。每日1換，7日為1個療程。

說明　可活血通絡止痛。

來源　張力群等《中國民族民間秘方‧外治大全》。

心肌梗塞

技一　黃耆、莪朮、玄胡、丹參各30g，黨參20g，白朮、炙甘草、神麴、麥芽各15g，三七10g。

技二　三七30g，琥珀20g，肉桂15g，冰片10g。

用法　技一兩煎所得藥液兌勻，分服，每天1劑。

技二共研細末，瓶封備用。使用時每取3～5g，加菜油調為糊狀，貼敷於雙側湧泉、足三里、心俞穴、外蓋紗布，再用膠布固定。每日1次，10天為1個療程。

說明　主治急性心肌梗塞，胸部悶痛，痛有定處，氣短乏力、自汗、舌紫黯。

來源　張力群等《中國民族民間秘方‧外治大全》。

病毒性心肌炎

技一　黃耆30g，防風10g，白朮10g，黨參15g，龍齒

30g，遠志10g，板藍根10g，貫眾10g，炙甘草6g。

技二　麥冬15g，百合30g，沙參15g，生地黃30g，丹皮15g，金銀花30g，連翹15g，茯苓20g，炒酸棗仁20g，柏子仁10g。

用法　技一水煎服，每天1劑，30天為1個療程。技二水煎兩次調勻，分早晚2次溫服，連服7天。

說明　該病屬中醫心痹範疇。

來源　張力群等《民族民間名醫方精選》。

心力衰竭

技一　太子參30g(或人參10g)，黃耆、丹參各30g，川芎、麥門冬各15g，五味子10g。

技二　萬年青根30g。

用法　技一兩煎所得藥液兌勻分服，每天1劑。

技二1煎加水150毫升，煎取50毫升。2煎加水120毫升，煎取40毫升，日服3次。

說明　技二對肺源性心臟病合併全心衰竭或對洋地黃類藥物發生中毒而改用萬年青療效較好。萬年青根藥用鮮品。

來源　張力群等《民族民間秘驗方集》、《民族民間名醫方精選》。

急性左心衰竭

技一　附子10g，蛤蚧2g（磨沖），黃精、黃耆、麥門冬各15g，紅人參、五味子各5g。

用法　兩煎藥液兌勻，分服，每天1劑。

說明　用於該病呼吸困難，咳嗽、咯粉紅色泡沫痰，面部出汗，紫紺。

來源　張力群等《中國民族民間秘方大全》。

慢性充血性心力衰竭

技一　紅人參10g，茯苓20g，酸棗仁、白朮、當歸各15g，熟附子、炙甘草、菖蒲、遠志、五味子、阿膠（烊化）各10g。

用法　兩煎藥液兌勻，分服，每日1劑。

說明　該病肝腫大，壓痛、水腫、呼吸困難、頸靜脈怒張。

來源　張力群等《中國民族民間秘方大全》。

肺心病急性期

技一　魚腥草、黃芩、虎杖、半枝蓮、白花蛇舌草、蒲公英、金銀花、連翹、紫花地丁、葶藶子、丹參、川芎、瓜蔞、冬瓜仁、地龍各10g，甘草5g。

技二　生地、丹皮、山萸肉、淮山、澤瀉、茯苓、杏仁、胡桃肉各9g，五味子3g。

用法　以上兩煎藥液兌勻，分服，每日1劑。

說明　技一大便秘結加大黃、芒硝各5g。

技二用於呼吸困難，伴心悸，咳喘不能平臥等。

來源　張力群等《民族民間名醫方精選》。

肺心病心衰

技一 附子（先煎30分鐘）、白朮、豬苓、澤瀉、防己各15g，茯苓、車前子各30g，白芍12g，肉桂5g。

用法 兩煎藥所得藥液兌勻，分服，每日1劑。

說明 用於肺心病水腫、心悸、氣短。

來源 張力群等《民族民間名醫方精選》。

雷諾氏病

技一 黃耆45g，雞血藤15g，桂枝、赤芍、白芍、熟附子、生薑各15g，白蒺藜9g，紅花、白芥子各6g，大棗5枚。

技二 肉桂15g，白芷、樟腦各10g，50%酒精150毫升。

用法 技一兩煎藥兌勻分服，每日1劑。

技二密封浸泡1週即成。使用時用棉籤蘸藥液外搽患處，每日2～3次。同時可取藥液適量藥浴，每日1次。

說明 因該病是一種末梢血管痙攣性疾病，技一主治該病手指發涼，麻木刺痛。技二可通經活絡，散寒止痛。

來源 張力群等《中國民族民間秘方・外治大全》。

高血脂症

技一 陳葫蘆殼15g，茶葉3g。

技二 大黃15～30g，虎杖30g，鬱金20g，赤芍30g，茵陳15g，澤瀉30g，萆薢15g，土茯苓30g，首烏15g。

用法　技一共搗成末，開水沖泡飲服，連服3～6個月。技二水煎分2次服，每日1劑。

說明　技一經常飲服，可使血脂逐步下降。

來源　張力群等《民族民間秘驗方集》。

克 山 病

技一　樟木、五靈脂各15g，小救駕9g，紅花6g。

用法　取上藥加水1500ml，煎1小時左右，濾出藥液，加黃酒30ml為引，一次服100毫升，早晚分服。服藥期間忌食糖和雞蛋、忌食生冷。

說明　用於治療慢性克山病。該病因未明，以心肌病變為主的地方病（主要發生在偏僻的山區、丘陵及鄰近地帶）。

來源　張力群等《中國民族民間秘方大全》。

脈 管 炎

技一　金銀花、玄參各12g，當歸9g，牛膝6g，紅花3g，苡仁12g，甘草6g。

技二　獨活、桑枝各30g，當歸、威靈仙各15g。

用法　技一每日1劑，分2次煎服。

技二水煎取汁，放入浴盆中，待溫時足浴，浸至膝部。每次1劑，每日2次，每次30～50分鐘，10日為1個療程，連續2個療程。

說明　為血栓閉塞性脈管炎，內服外用可溫經通絡。

來源　張力群等《民族民間秘驗方集》。

低 血 壓

技一 黨參15g，黃精12g，肉桂10g，大棗10枚，甘草6g。

用法 水煎早晚分服，每日1劑，15日為1個療程。

說明 治療低血壓症30例，有效28例。

來源 王學良等《秒手神針奇方》。

高原反應

技一 鮮蒜苗數根，龍眼肉數個，茶葉冰糖適量。

技二 紅景天30g，菊花15g，決明子10g，枸杞子5g。

用法 技一龍眼肉、冰糖、茶葉用沸水浸泡，裝瓶備用。技二水煎代茶飲。

說明 技一上高山頭暈時喝茶，食生蒜苗立即見效。技二適用於高血壓患者進入高海拔地區。

來源 張力群等《中國民族民間秘方大全》。

消化系統疾病

呃 逆

技一 桂枝9g，炒白芍9g，炙甘草9g，生薑15g，大棗3枚，生大黃6g，砂仁6g。

技二 熟附片（先煎）、丹參各15g，生龍骨30g，炙甘草、薑半夏各9g，丁香、乾薑、黃連各3g，柿蒂8枚，

瓜蔞皮、黨參、焦白朮各12g。

用法　技一加水煎沸5～10分鐘（約200毫升），取熱粥口服，每日2次。技二每日1劑，水煎服。

說明　技一3～5劑治癒者較多。

技二用於頑固性呃逆及老年人呃逆，日夜不止，影響睡眠，且大小便不能控制者。

來源　張力群等《中國民族民間秘方大全》。

貪食症

技一　柴胡10g，青皮10g，白芍10g，當歸12g，茯苓10g，薄荷6g，天冬10g，沒食子10g，煅龍牡各20g。

用法　水煎服，每日1劑。

說明　貪食症是一種伴有精神症狀和軀體症狀的常見疾病，有的出現病理性肥胖，有的曾有過神經性厭食史。

來源　張力群等《民族民間秘驗方集》。

食管炎

技一　沙參、麥門冬、桔梗、金銀花、連翹、甘草各10g，膨大海5g。

用法　兩煎所得藥液兌勻，分2次空腹服，每日1～2劑。

說明　該病有典型的胸骨後燒灼痛，進食後加重（尤在進食過熱、過酸後），部分有吞嚥困難，甚至有恐食感。

來源　張力群等《民族民間秘驗方集》。

真菌性食管炎

技一　柴胡6g，砂仁5g，鬱金15g，枳殼10g，全瓜蔞15g，川貝母6g，梔子10g，陳皮10g，白芍15g，丹參15g，甘草3g。

用法　兩煎兌勻分2次服，30日為1個療程。

說明　該病因主要是由於各種慢性消耗性疾病後期免疫功能低下，長期使用糖皮質激素和廣譜抗生素等所致。

來源　張力群等《民族民間名醫方精選》。

賁門失弛緩症

技一　木香、厚朴、大腹皮、檳榔、萊菔子、枳殼代赭石各30g，旋覆花20g，牛膝15g。

用法　兩煎所得藥液兌勻，分服，每日1劑。

說明　該症是食管神經肌肉功能障礙性疾病，是由於食管的推進性蠕動與食管下括約肌鬆弛共濟失調造成，導致食管內食物滯留和食管擴張，從而引起吞嚥困難。

來源　張力群等《民族民間名醫方精選》。

上消化道出血

技一　大黃、黃芩各10g，黃連6g，白芨、地榆各15g，煆瓦楞30g，三七粉5g（沖服）。

技二　血餘炭4g，鮮藕汁30毫升。

用法　技一兩煎分2次口服，每日1劑。技二混合後口服，每次3～9g，每日3次。

說明　兩技治癒率達95%以上。

來源　張力群等《中國民族民間秘方大全》。

慢性胃炎

技一　菖蒲、香附各100g，益智仁、草蔻仁、良薑各50g，砂仁20g。

技二　糯米粉100g，熟羊油15g，紅糖30g。

用法　技一共為細末，每次沖服1g，每日3次。技二用冷水調勻，煮熟即可食用。可分2～3次空腹食用。

說明　技一總有效率達97%。

來源　張力群等《中國民族民間秘方大全》。

淺表性胃炎

技一　蒼朮9g，厚朴9g，陳皮6g，白芍9g，黃連6g，蒲公英12g，木香4g，甘草3g。

用法　兩煎合併後分3次飯前服，30天為1個療程。

說明　服藥期忌食辛辣油炸肥膩之品及菸酒等。

來源　張力群等《中國民族民間秘方大全》。

膽汁反流性胃炎

技一　柴胡10g，枳殼10g，旋覆花10g，代赭石30g，大黃10g，半夏12g，鬱金10g，白朮12g，木香10g，厚朴10g，青皮10g。

技二　梔子10g，黃芩10g，連翹20g，厚朴15g，茯苓15g，蘇梗10g，半夏10g，枳殼15g。

用法 技一水煎服，每日1劑，8週為1個療程。技二同上，連服7日。

說明 該病屬中醫的胃痛範疇，有燒灼感，噯氣、噁心、乾嘔或吐苦水。

來源 張力群等《民族民間名醫方精選》。

非潰瘍性消化不良

技一 馬蹄香40g，雞內金10g，炒糯米30g，草果20g，紅糖10g。

技二 樟木6g，水菖蒲9g，當歸9g，桂皮15g。

用法 以上均研末備用，每日服3次，每次1～3g。

說明 以上為哈尼族民間方，技一為雲南紅河哈尼族彝族自治州製藥廠「香果健消片」基礎方。

來源 張力群等《民族民間秘驗方集》。

消化性潰瘍

技一 金銀花15g，地榆60g，黃耆30g，乳香10g，沒藥10g，烏賊骨20g（研末用藥汁沖服）。

技二 白芷、白芍、白芨各10～30g，白蔻仁6～12g。

用法 技一先將地榆，黃耆加水1000毫升，用文火熬煎1小時至藥汁呈清糊狀，再投他藥，加水適量，再煎15分鐘即可，早晚分服。高位潰瘍者，於飯後10分鐘服藥；低位潰瘍者，於飯前15分鐘服藥。技二每日1劑，水煎分服。

說明 技一治療潰瘍病總有效率95%，服藥最少5

劑，最多45劑。技二為白族民間流傳的「四白湯」。

來源　張力群等《民族民間名醫方精選》。

胃潰瘍

技一　紅參、炒白芍、白朮各15g，黃耆、炮薑、靈脂炭、蒲黃炭、生地炭各30g，當歸12g。

技二　粳米60g，砂仁（細末）5g。

技三　南瓜子30g，紅糖30g，生薑3片。

用法　技一技三每日1劑，水煎服。技二將粳米煮粥，調入砂仁末，再煮沸即可，早晚各1次。

說明　技一用於胃潰瘍出血，症見胃脘痛，經常便血，色似柏油樣，精神萎靡等。

來源　張力群等《民族民間秘驗方集》。

十二指腸潰瘍

技一　黃連5g，吳茱萸3g，黃耆15g，白芍18g，炙甘草6g，生薑10g，紅棗6g，飴糖30g。

技二　百合12g，烏藥、陳皮各5g，沙參、麥冬、竹茹、炒穀芽各9g，酒川芎、黃連各2g，炒延胡3g。

技三　黑棗、玫瑰花各適量。

用法　技一水煎去渣，沖入飴糖溶化，分2次口服，每日1劑。技二每日1劑，水煎分3次服。技三將棗去核，裝入玫瑰花，放碗內隔水蒸熟，每日3次吃棗各5枚。

說明　技一用於虛寒性胃脘疼痛兼有肝熱之證。技二用於肝氣犯胃，熱鬱傷陰。

來源 張力群等《民族民間名醫方精選》。

復發性潰瘍病

技一 赤石脂、白芍、蒲公英、甘草各100g，滑石、白芷各50g，地榆、大黃各30g，兒茶、冰片各30g。

用法 上藥研成極細末，用20%蜂蜜水溶液50毫升混勻後，飯前30分鐘服用。每天3次，每次10克。

說明 該病上腹部疼痛，壓痛反覆發作。或伴有飽脹，饑餓感，反酸、噯氣等。

來源 張力群等《民族民間名醫方精選》。

胃 下 垂

技一 防風（炒）30g，黃耆30g，紅參5g（另煎，沖服）、白朮、炒當歸各10g，升麻、柴胡各5g。

技二 炙黃耆15g，黨參、茯苓各12g，白朮、香附、全歸、炒白芍、丹參、益智仁、巴戟天各9g，炙甘草、炮薑炭、柴胡、升麻各3g。

技三 炙黃耆120g，防風3g，炒白朮9g，炒枳實12g，煨葛根12g，山茱萸15g。

用法 技一水煎服，每日1劑，15日為1個療程。技二每日1劑，水煎分3次服。技三水煎2～3次後合併藥液，分2次口服，每日1劑。

說明 技二用於胃、腎下垂。技三若胃病重者加柴胡6g；如脾虛泄瀉者加肉蔻6g；便秘者加淡蓯蓉15g。對胃下垂總有效率98%。

來源　張力群等《民族民間名醫方精選》。

胃腸痙攣性腹痛

技一　桂枝（去皮）、生薑各90g，炙甘草60g，大棗12枚，芍藥180g，飴糖1000毫升。

用法　水煎去渣，入飴糖烊化，每天分3次服。

說明　主治胃及十二腸潰瘍、胃腸功能紊亂而脾虛寒症者。

來源　張力群等《民族民間名醫方精選》。

腸道易激綜合徵

技一　白芍、肉豆蔻、補骨脂各20g，柴胡、陳皮防風、白朮、五味子各15g。

技二　蓮子肉20g，合歡花15g，五味子、甘松、白芍各12g，炙甘草9g。

用法　技一兩煎所得藥液兌勻分服，每日1劑。技二每日1劑，水煎分3次服，15日為1個療程。

說明　該徵有腸鳴，腹痛腹瀉，便後即安，便下黏液，腹痛噯氣。

來源　張力群等《民族民間名醫方精選》。

急性胃腸炎

技一　生山藥200g。

技二　大黃15g，黃柏9g，大棗5枚。

技三　艾葉9g，生薑9g，木瓜15g。

用法 技一將生山藥水煎取汁，每日服2次，早晚分服。技二、三每日1劑，水煎分3次服，連服3劑。

說明 以上為回族方。技二適用於急性腸炎（濕熱型），技三適用於急性胃炎（胃寒型）。

來源 馬應乖《中國回族民間實用藥方》。

慢性結腸炎

技一 黃耆、白芍各18g，白朮15g，防風、黃連、枳實各9g，甘草6g，蒲公英、柴胡各12g。

技二 苦參25g，黨參、茵陳各30g，川朴（後下）20g，白朮、茯苓、槐花、木棉花各15g，枳實12g，木香（後下）、甘草各10g，肉桂5g。

用法 技一兩煎至150ml，分2次空腹服，30天為1個療程。技二每日1劑，30天為1個療程。

說明 技一熱毒重者，加白頭翁、敗醬草、黃芩各12g；兼氣滯者加木香6g、檳榔10g；濕重者加蒼朮10g、茯苓18g；食滯者加神麴、山楂各15g。

技二濕熱重者加黃連；氣血虛加黃耆、歸身；有膿血便加赤芍；便秘加生地。

來源 張力群等《民族民間名醫方精選》。

感染性腹瀉

技一 大蒜20g。

技二 蓮肉（去心）50g，陳棕粑150g（研粉），石榴皮25g（炒研粉），臘肉骨頭25g（煅研粉）。

用法　技一將大蒜燒熟，剝殼後服下，再吃一碗稀粥。技二共研末，用山藥東加砂糖調服，每次10g，1日3次。

說明　技二一般3次見效。

來源　張力群等《民族民間秘驗方集》。

腹　脹

技一　樟木果10g。

技二　馬蹄香20g，川芎12g，草果3個。

用法　技一炒黃研細末，每日1劑，分3次紅糖水送服。技二水煎分3次服，每日1劑。

說明　技一適用於胃寒腹痛、食滯、腹脹。技二適用於肝鬱氣滯所致的腹脹。

來源　馬應乖《中國回族民間實用藥方》。

腹　痛

技一　艾葉20g，吳茱萸20g，香附30g。

技二　細辛10g。

用法　技一水煎分3次服，每日1劑。技二研為細末，以生薑汁或清水調勻外貼臍部，敷料包紮，膠布固定。一般5～10分鐘後即能止痛，若加用熱水袋外敷臍部，止痛效果更佳。

說明　技一溫中祛寒止痛。技二適用於腹痛急暴或腹痛綿綿，得溫痛減，遇冷更甚。

來源　張力群等《民族民間秘驗方集》。

肝 癌

技一 生鐵片30g（醋淬），鱉甲20g，半枝蓮、厚朴各10g，三棱、莪朮、桃仁、杏仁各9g，大黃、蒼朮、赤芍各6g，沉香3g。

技二 丹參10～30g，赤芍15～30g，三棱、莪朮、地鱉蟲、廣鬱金各10g，車前子8g，澤瀉、半枝蓮各30g，茯苓15g。

用法 技一兩煎藥液兌勻分服，每日1劑。技二水煎服，每日1劑。

說明 技一主治肝癌脅痛，食少，右上腹腫塊。技二主治肝癌腹水。

來源 張力群等《民族民間名醫方精選》。

癌性腹痛

技一 皮硝、雄黃、明礬、青黛、乳香、沒藥各60g，血竭30g，冰片10g。

技二 田螺肉10g，鮮七葉一枝花30g。

用法 技一共同研細末，裝瓶備用。每次取藥末60g，用米醋調塗於凡士林紗布上，貼於疼痛最明顯處，每日1次。技二共搗如泥（加冰片1g）外敷肚臍處，膠布固定，每日換藥1次。

說明 技一為藥敷療法，可活血化瘀、通絡止痛。技二為填臍療法，可活血止痛。

來源 張力群等《民族民間秘驗方集》。

肝區疼痛

技一　活癩蛤蟆1隻（去內臟），雄黃30g。

用法　將雄黃放入腹內加溫水少許調成糊樣狀。敷在肝區疼痛明顯處（腹朝內）後固定。冬天24小時換藥1次；夏天6～8小時換藥1次。

說明　化瘀破結，解毒止痛。

來源　張力群等《民族民間秘驗方集》。

肝病性瘙癢

技一　防風10g，荊芥10g，黃耆20g，茯苓15g，黨參10g，焦三仙10g，地膚子10g，蛇床子10g，當歸10g。

用法　水煎服，每日1劑。

說明　適用於阻塞性黃疸，膽汁性肝硬化皮膚瘙癢。

來源　張力群等《民族民間秘驗方集》。

肝性胸水

技一　白朮、大腹皮、黃耆各15g，厚朴、澤瀉、車前子各10g，茯苓12g，熟附子、木香、草果各5g，砂仁6g。

用法　水煎服，每日1劑。

說明　由肝硬化腹水透過橫膈淋巴管進入胸腔所致。

來源　張力群等《民族民間秘驗方集》。

肝硬化腹水

技一　黃耆60～150g，茯苓、赤芍、丹參、車前子各

30g，當歸、白芍、白朮、杏仁、陳皮、木瓜、澤蘭、藕節、茵陳、香附各20g，生薑10g。

技二　烏藥50g，鱉甲30g（醋炙，先煎60分鐘）。

用法　技一兩煎所得藥液兌勻分服，每日1劑。技二水煎，每日1劑，30日為1個療程。

說明　腹水形成及閘脈高壓及血清白蛋白減少、門靜脈血流受阻等有關。

來源　張力群等《民族民間名醫方精選》。

肝 硬 化

技一　石斛（先煎）、生地、熟地各12g，龜板15g，黃柏、知母、女貞子、枸杞子、當歸、山萸肉各9g，旱蓮草18g。

技二　熟地、白芍、炒白朮各9g，桂枝6g，炙甘草、青皮、陳皮各5g，當歸12g，雞血藤15g。

用法　均每日1劑，水煎分3次服。

說明　技一用於肝硬化，脾功能亢進（肝腎陰虧）。技二用於早期肝硬化（脾肝氣虛）。

來源　張力群等《民族民間名醫方精選》。

肝硬化門脈高壓症

技一　柴胡、鬱金、川楝子、青皮各10g，白芍、香附、元胡、丹參、炒白朮各12g，茯苓15g。

用法　水煎服，每日1劑。

說明　該症表現為脾腫大，嘔血、黑便等。

來源　張力群等《民族民間名醫方精選》。

急性腹瀉

技一　蒼朮、扁豆、藿香、茯苓、大腹皮各9g，厚朴、陳皮、青皮各6g，木香5g，甘草3g。

技二　黨參、炙甘草各6g，炒白朮、茯苓各9g，乾薑、澤瀉各5g，肉桂2g。

用法　均每日1劑，兩煎和勻分3次溫服。

說明　技一用於濕困脾運型腹瀉。技二用於脾胃虛弱型腹瀉。

來源　張力群等《民族民間名醫方精選》。

急性腹瀉脫水

技一　熟地20g，茯苓16g，滑石12g，阿膠、烏梅各10g，澤瀉、豬苓各9g。

用法　兩煎分2次服。阿膠烊化兌服。

說明　腹瀉常伴嘔吐，多為等滲性脫水。

來源　張力群等《民族民間名醫方精選》。

非感染性腹瀉

技一　陳皮、五味子各10g，黨參、白朮、茯苓、補骨脂、肉豆蔻各12g，吳茱萸6g，甘草3g。

用法　水煎20分鐘，每日1劑兩煎服。

說明　因腸道炎症，腫瘤或吸收不良等所致的腹瀉。

來源　張力群等《民族民間名醫方精選》。

膽絞痛

技一 白芨 50g，黃連、吳茱萸各 5g，茵陳、雞內金、金錢草各 15g，蒲公英、延胡索各 12g。

技二 巴豆仁適量。

用法 技一水煎服，每日 1 劑，10 天為 1 個療程。技二巴豆仁切碎裝膠囊內，每次服 100mg，小兒酌減，每 3～4 小時用藥 1 次，至腹瀉為度，每 24 小時不超過 400mg。

說明 膽膠痛多為蛔蟲鑽入膽總管所致疼痛。

來源 張力群等《民族民間名醫方精選》。

急性膽囊炎

技一 柴胡 12g，枳殼 10g，白芍 10g，赤芍 10g，鬱金 10g，香附 10g，金銀花 30g，大黃、甘草各 7g。

技二 鬱金、枳實、茯苓、白朮各 9g，木香、黃連各 6g，茵陳 12g，甘草 3g。

用法 均每日 1 劑，水煎分 3 次服。

說明 技一若熱重者，可加龍膽草、黃連等，曾治療急、慢性膽囊炎 75 例，有效率 92%。

技二用於急性膽囊炎（肝鬱脾滯）。

來源 張力群等《民族民間名醫方精選》。

慢性膽囊炎

技一 吳茱萸 3g，柴胡、炒枳實、當歸、川木瓜各 10g，白芍 12g，炙甘草、桂枝、川芎各 5g。

技二　玉米鬚、茵陳蒿各30g。

用法　均水煎服，每日1劑。

說明　用於長期間歇發作的慢性膽囊炎症。

來源　張力群等《民族民間秘驗方集》。

急性胰腺炎

技一　銀花、柴胡、白芍各12g，黃芩、半夏、大黃、紅花、木香、川楝子各10g。

技二　柴胡、黃芩、大黃（後下）各15g，白芍12g，半夏、枳實、生薑各10g。

用法　每日1劑，兩煎分3次溫服。

說明　該病飽餐之後，上腹疼痛，壓痛明顯，噁心嘔吐，大便秘結。

來源　張力群等《民族民間名醫方精選》。

急性出血壞死型胰腺炎

技一　人參10～25g，附子10～20g，乾薑10g，甘草10g，桃仁、紅花、赤芍、烏藥各5～10g，當歸10g，白朮、生牡蠣各15～20g。

用法　水煎2次後取汁200毫升，每次口服100毫升，日服2次。

說明　根據參附湯，急救回陽湯與膈下逐瘀湯化裁而成。有回陽救逆，活血溫腎，補脾生津之功效。

便 秘

技一 炙甘草、黃精各20g，淮小麥60g，白朮30g，大棗15g。

技二 五味子、肉蓯蓉、巴戟天、熟地各15g，沙參、火麻仁各20g，大黃、甘草各5g。

技三 大黃10g。

用法 技一水煎早晚各服150毫升，連服1個月，並停用其他中西藥。

技二水煎服，用於老年便秘，若有口臭，苔厚膩，加芒硝20g（沖服），便通即停。

技三研為細末，用米醋適量調為稀糊狀，置於傷濕止痛膏中心，貼於肚臍處，10～15小時後取下。一般2～3次見效。

說明 技三可用膨大海2個，泡開水頻服。

來源 張力群等《民族民間秘驗方集》。

痔 瘡

技一 魚腥草、馬齒莧各30g，白頭翁、貫眾各15g。

技二 乾無花果10枚，豬大腸一段。

用法 技一水煎至3000毫升，走趁熱氣盛時薰蒸患處，待溫熱時，再倒入盆中坐浴20～30分鐘，每日1劑。薰蒸2次。技二水煎服，每日1次，連服一週。

說明 技一治癒率達95%以上。

來源 張力群等《民族民間秘驗方集》。

內痔便血

技一　荸薺 500g。

技二　槐花 60g，絲瓜絡 9g。

用法　技一洗淨打碎，加入紅糖 150g，煎煮 1 小時，飲湯，每日 1 次。技二水煎分 3 次服，每日 1 劑。

說明　技二為回族方。

來源　張力群等《民族民間秘驗方集》。

肛　裂

技一　苦參 50，荊芥、防風、川椒各 30g，冰片（後下）5g。

用法　將上藥浸泡於 6000 毫升冷水中 20 分鐘後，再用文火煎 20～30 分鐘，停火後，去渣取汁，加入冰片，待冷卻至約 40 度時，坐浴 15～20 分鐘。每日 1 劑，連用 6 劑為 1 個療程。

說明　肛管的皮膚全層裂開並形成慢性潰瘍，稱為肛裂。

來源　張力群等《民族民間名醫方精選》。

膽道蛔蟲病

技一　苦參 20g，苦楝子樹皮 10g，蔥白 20g，酸醋 50 毫升，大黃 6g。

技二　烏梅、薤白、白芍、川楝子、大黃、木香、元胡各 15g，川椒、乾薑、細辛各 10g，炒枳實、檳榔各 20g。

用法 技一苦參、苦楝子樹皮，蔥白水煎服。2小時後喝酸醋（一次喝完），再過2小時後煎服生大黃，每日1劑，忌油鹽。技二每日1劑，水煎分2次溫服。

說明 技一為回族方。

來源 張力群等《民族民間秘驗方集》。

膽結石

技一 槐樹皮30g，綠豆30g，甘草3g。

技二 虎杖、金錢草各35g，延胡索、大黃、枳殼、木香各20g，梔子15g。

用法 均每日1劑，水煎分3次服。

說明 膽囊炎與膽結石常互為因果，相互伴發，中醫屬「脅痛」、「黃疸」範疇。其病理特點是肝胃氣滯和濕熱內蘊，宜治以理氣和胃，清熱除濕之法。

來源 張力群等《民族民間秘驗方集》。

脫肛

技一 黃耆15g，人參、赤石脂各8g，焦白朮、陳皮、當歸、枳殼各5g，升麻、柴胡各3g，川黃連、黃耆各4g。

技二 山蝸牛（帶殼）10個、紫草根5g，冰片2g，生菜油30毫升。

用法 技一每日1劑，水煎分2次服。技二先將蝸牛用新瓦焙乾，與紫草根、冰片一同研細，用生菜油浸泡，裝入小瓶中備用。用時將棉籤蘸藥油搽於肛門上，每日

3～5次。

　　說明　技二屢用屢效。

　　來源　張力群等《中國民族民間秘方大全》。

腸 結 核

　　技一　黃花魚鰾20g，淮山藥30g。

　　技二　雞內金若干。

　　用法　技一共加水煎服，每日1次。技二炒焦研末，每次15g，每日服3次，空腹用溫黃酒半盅沖服。堅持服3個月以上。

　　說明　技一也可用於肺結核，有促進結核灶鈣化作用。技二亦可用於骨結核。

　　來源　張力群等《民族民間秘驗方集》。

短腸綜合徵

　　技一　紅參、烏梅、五味子各5g，熟附片、乾薑、巴戟天、仙靈脾、山萸肉、白朮、山藥、白芍各10g。

　　用法　水煎服，每日1劑。

　　說明　該徵屬傳統醫學「洞泄」範疇。方宜溫腎助陽，散寒祛濕。

　　來源　張力群等《中國民族民間秘方大全》。

腸系膜上動脈壓迫綜合徵

　　技一　熟大黃、元明粉、炒萊菔子各10g，甘草6g。

　　用法　水煎服，每日1劑，早晚分服，連服2劑後用

柴胡、當歸各15g，枳殼、桑白皮、雞內金各10g、白芍30g、甘草6g，每日1劑，連服三週。

　　說明　西醫在治療上多採用對症治療及手術治療。用上方後可服補中益氣丸扶正。

　　來源　張力群等《中國民族民間秘方大全》。

泌尿系統疾病

泌尿系感染

　　技一　黃柏10g，十大功勞30g，木通15g，車前草15g，益母草、茯苓、薏苡仁各15g，澤瀉20g。

　　用法　水煎分2～3次口服，每日1劑。

　　說明　曾治療急性泌尿道感染30例，總有效率為93.3%。

　　來源　張力群等《民族民間名醫方精選》。

急性腎炎

　　技一　金銀花、連翹、冬瓜皮各12g，玉米鬚、赤小豆各20g，白茅根30g，車前草15g，浮萍10g，蟬衣6g。

　　技二　茯苓皮9g，赤小豆15g，薏苡仁9g，烏鯉魚1條（約500g重）。

　　用法　技一水煎服，每日1劑。

　　技二魚剖開去腸雜（勿洗水），然後將上藥研末納入魚腹內，外用泥土封固。火煨存性，研為細末。每次服

9g，日服3次。開水送下。

說明　技一曾治療急性腎小球腎炎35例，其中治癒27例。浮腫消退時間平均為一週，尿蛋白平均二週後轉陰。技二為回族特效方。

來源　張力群等《民族民間名醫方精選》。

慢性腎炎

技一　黃耆30g，黨參、薏苡仁、車前草、淮山藥、白茅根各20g，丹皮15g，陳皮、藕節各10g，甘草3g。

技二　益母草50g，丹參30g，當歸20g，川芎、赤芍各18g。

用法　技一水煎分3次服，每日1劑。技二水煎服，每日1劑，1個月為1療程。

說明　技一治療慢性腎炎（脾胃氣虛型）32例，治癒30例，好轉2例。一般用藥2～3個月。

來源　張力群等《中國民族民間秘方大全》。

腎病綜合徵

技一　生黃耆、丹參各15g，炒白朮、茯苓、豬苓、益母草、車前子、當歸、酒牛膝、肉桂、附片、仙茅、澤蘭各10g。

技二　黨參15g，黃耆、薏苡仁、熟地黃、桑寄生、牛膝、益母草各10g，山茱萸、白朮、澤瀉各5g，丹皮6g。

用法　均水煎2次後分3次口服，每日1劑。

說明　該徵是以浮腫，大量蛋白質、低蛋白症，高血脂症為特徵的疾病。屬中國醫學「水腫，身腫」的範疇。技一治療該徵總有效率為94%。技二用於該徵「脾腎兩虛」，兼見陰虛內熱證。

來源　張力群等《民族民間名醫方精選》。

尿潴留

技一　苦杏仁10g，生黃耆20g，桔梗、炒柴胡、升麻、通草、桑葉各6g，黨參、炒白朮、車前子（研沖）、茯苓各12g。

技二　山梔子5枚，獨頭蒜1個，食鹽、冰片少許。

用法　技一兩煎藥汁兌沖，溫熱不計時服用，每日1劑，直到能自行排尿。技二共搗爛用紗布貼敷於肚臍處，膠布固定，可用熱水袋配合熱敷，約2小時後取下。

說明　技一用於婦科術後與分娩後急性尿潴留。技二可溫陽化水，用於產後尿潴留。

來源　張力群等《民族民間名醫方精選》。

泌尿道梗阻

技一　金銀花、金錢草、蒲公英、大青葉、白茅根、紫花地丁各20g，生地黃、連翹、旱蓮草、知母、黃柏、牛膝、梔子、海金沙各10g，丹參、玄參、玉竹、甘草、木通各5g。

用法　兩煎藥液兌勻，每日1劑。分2～3次服。

說明　臨床表現有尿急、尿痛、尿少、尿血等表現。

技一可緩解症狀，基本控制尿失禁或排尿困難。

　　來源　張力群等《民族民間名醫方精選》。

夜 尿 症

　　技一　羊肉250g，黑大豆50g，紅糖30g。

　　技二　益智仁、石蓮子各9g。

　　用法　技一羊肉與大豆同煮，煮至爛熟後加紅糖（溶化）同服。兩天1劑，分2次服。技二水煎分3次服。

　　說明　技一為回族方，適用於脾虛，腎氣不固所致的夜尿症。

　　來源　張力群等《中國民族民間秘方大全》。

尿 失 禁

　　技一　龍眼肉15g，炒酸棗仁12g，芡實10g。

　　技二　白芷50g，白糖適量。

　　用法　技一加水適量煎藥取汁代茶飲。技二白芷10g放適量白糖（有甜味），煎水代茶飲，5天為1療程。

　　說明　對老年性尿失禁有效。

　　來源　張力群等《民族民間秘驗方集》。

腎性高血壓

　　技一　當歸、生地、黃芩、梔仁、澤瀉、木通、柴胡、龍膽草、車前子各10g，白茅根30g，旱蓮草15g，牛膝12g，甘草3g。

　　技二　香蕉根30g，紅棗5枚。

用法 均每日1劑，水煎分3次服。

說明 技一症見尿頻、尿急、尿痛、血尿、小便灼熱感，腰痛或小腹脹痛。有患者曾用利血平等治療，三天後血壓降至正常。

來源 張力群等《民族民間秘驗方集》。

腎 絞 痛

技一 金錢草、仙鶴草各50g，車前子30g。

技二 烏藥50g，白茅根150g。

用法 技一水煎服。技二水煎代茶飲。15天為1個療程。

說明 均用於腎結石絞痛。

來源 張力群等《民族民間秘驗方集》。

輸尿管絞痛

技一 滑石60g，金錢草、海金沙各30g，甘草10g。

技二 核桃（胡桃）仁100g，雞內金50g。

用法 技一共研細末混勻，煉蜜為丸。每次6g，1日3次，7天為1個療程。技二先將雞內金研細末，與核桃仁共搗碎如泥，加蜂蜜調成糊狀。每日2次，每次服20g左右。

說明 多為泌尿系統結石引起。

來源 張力群等《中國民族民間秘方大全》。

急性腎功能衰竭

技一 黃耆、首烏、車前子各15g，黨參、白芍、川

芎、製附片各10g，大黃20g，甘草6g。

技二　大黃、白茅根、生地、麥冬各30g，枳實、桃仁各10g，豬苓12g。

用法　技一每日1劑，水煎3次分服。如病重不能進食者，每煎2次用紗布過濾去渣，每次用100毫升，保留灌腸，每日2次。

技二每劑煎50毫升，分2次口服，連服30～50日為1個療程。

說明　技一嘔吐者加薑厚朴10g、蘆根15g；腹脹者加大腹皮10g、枳殼10g；大便泄者加牡蠣10g；手心熱口渴者去附片加生地10g、丹皮10g；口渴無力者加人參5g，研末。

技二曾治療流行性出血熱致急性腎功能衰竭顯效率為88.6%，總有效率為96%。

來源　張力群等《中國民族民間秘方大全》。

慢性腎功能衰竭

技一　生大黃、生牡蠣各60g，商陸、水蛭各15g，麝香適量。

用法　共研細末，清水調為稀糊狀，外敷於肚臍、氣海或背部俞穴處，敷料包紮，膠布固定，2小時後取下。隔日1次，重者每日1次，連續7～10次。

說明　可活血散結，利濕消腫，適用於「慢衰」患者水腫、尿少。

來源　張力群等《民族民間秘驗方集》。

泌尿系統結石

技一 金錢草30g，海金砂、王不留行、赤芍、牛膝、丹參、茯苓、石葦各15g，當歸、枳實各12g，桃仁10g。

技二 核桃仁、冰糖、香油各等量。

用法 技一水煎2～3次後合併藥液，分3次服，每日1劑。技二香油先熬一下，加入核桃仁，炸至棕色時撈起研末再放回，再加入冰糖末共熬成糊狀，每日3次，每次2湯匙，連續服用。

說明 技一曾治38例，治癒32例，好轉3例，無效3例。

來源 張力群等《中國民族民間秘方大全》。

輸尿管結石

技一 金錢草30g，大黃1.5g，小茴香籽9g，八角9g，萹蓄15g。

技二 田螺7個，韭菜根30g，車前草15g。

用法 均水煎服，每日1劑，日服3次。

說明 為彝族哈尼族民間方，用於復發後排石。

來源 張力群等《民族民間秘驗方集》。

少 精 症

技一 黃耆、黨參各15g，當歸、白朮各10g，橘皮6g，炙甘草5g，升麻、柴胡各3g。

用法 兩煎去渣兌勻，早晚2次服，每日1劑。

說明　此症為男性不育的最常見原因之一。

來源　張力群等《民族民間名醫方精選》。

慢性前列腺炎

技一　黃耆、紫菀各30g，白朮15g，升麻、車前子各10g，肉桂5g。

技二　茯苓粉、粳米各30g，車前子15g，紅棗（去核）7個。

用法　技一兩煎藥液兌勻，分2次服，每日1劑。

技二將車前子裝入紗布袋內，繫好袋口，與粳米、紅棗共煮粥，半熟時撈出藥袋，加入茯苓粉，繼續熬煮，待將熟時，加少許白糖調味即可。

說明　以上20～30天為1個療程。

來源　張力群等《民族民間秘驗方集》。

前列腺增生症

技一　炙黃耆20g，車前子、連翹各15g，補骨脂、菟絲子、杜仲、桑寄生、萸肉各10g，升麻、肉桂各3g。

技二　食鹽500g，生蔥250g。

用法　技一水煎服，每日1劑。技二將生蔥切碎，與鹽同入鍋內炒熱，取出後用布包裹，待溫度適宜時熨小腹部，冷則易之，一般2～4小時即可見效。

說明　技二可溫陽益氣，適用於前列腺肥大所致的尿瀦留。

來源　張力群等《中國民族民間秘方、外治大全》。

陽 痿

技一 吳茱萸 30g，細辛 10g。

技二 巴戟天 15g，雞腸 3 付。

技三 陽起石、枸杞子各 15g。

用法 技一共研細末，裝瓶備用。用時取適量加溫水調成糊狀，每晚睡前敷於臍部，用膠布固定，晨起取下，治療期間忌房事。

技二共焙乾研粉，鹽水送服 3 次並三天服完。技三煎水服 3 次。

說明 技一曾治療陽痿 11 例，痊癒 7 例，好轉 3 例，無效 1 例。

來源 張力群等《民族民間秘驗方集》。

遺精頻繁

技一 龍骨、牡蠣各 30g，桑螵蛸、白石脂各 20g，五味子 12g，菟絲子、韭菜子、茯苓各 10g。

技二 五倍子 10g，白芷 5g。

用法 技一兩煎兌勻，分早晚兩次服，第日 1 劑。

技二共研細末，用米醋適量調為稀糊狀，外敷於肚臍處，敷料覆蓋，膠布固定。每日 1 換，連續 7～10 次。

說明 技一適用於滑精頻繁，面色黃白，精神萎靡，技二可收斂固澀。

來源 張力群等《民族民間秘驗方集》。

病理性遺精

技一　鎖陽、芡實、蒺藜、蓮鬚、金櫻子各30g，煅龍骨、煅牡蠣各20g，知母、黃柏各15g。

技二　川黃連10g，雞蛋2個。

用法　技一兩煎藥液兌勻，分早晚兩次服，每日1劑。技二黃連研末，裝入破小口的雞蛋內，外用白麵包裹蒸熟食用，2日1個，連服2～4個。

說明　技一治療青少年遺精症120例，總有效率為90%。技二治療夢遺或遺精過頻總有效率為98%。

來源　張力群等《民族民間秘驗方集》。

精液不化症

技一　枸杞子15g。

技二　黃柏、虎杖、萆薢、桃仁、山楂各15g，苡仁、麥芽各30g，水蛭、赤芍、山萸肉各10g，炮山甲12g。

用法　技一每晚15g枸杞子嚼碎咽下，連服1個月，精液常規檢查正常後再服1個療程。

技二水煎服，每日1劑，14天為1個療程。

說明　技一曾治療42例，一般1～2個療程後精液常規檢查正常，但期間應適忌房事。

來源　張力群等《民族民間秘驗方集》。

乳糜尿（尿濁）

技一　乾白茅根100g。

技二　糯米250g，白芨粉30g。

用法　技一加涼水1500毫升，浸泡30～60分鐘後，放火上燒開3分鐘，取下放涼，反覆3次後取下，過濾、備用。每日1劑，分5次溫服，可有明顯效果。

技二糯米煮成粥，白芨粉拌粥服用。每日1劑，分2次服完，10日為1療程。

說明　技二主治脾虛氣陷所致的乳糜尿。

來源　張力群等《民族民間秘驗方集》。

尿 毒 症

技一　生薑、杜仲、麻黃、桂枝各50g。

技二　車前草30g，大青根50g，百解根50g。

用法　技一將生薑搗爛，諸藥研細，放鍋中炒熱，再加白酒適量拌勻，裝入布袋內，置腰部熱熨，冷後可放上熱水袋再熱熨。每次1～2小時，每日2次。

技二水煎，早晚空腹服。

說明　技一適用於患者腰痛、水腫、小便不利。技二對小腹脹痛、尿黃、尿血、尿濃有良效。

來源　張力群等《民族民間秘驗方集》。

腎性水腫

技一　熟附子、白朮各6g，茯苓9g，生薑3片。

技二　鴨跖草50g，白茅根30g，鴨肉適量。

用法　技一先煎附子，再入後3味藥，去渣，分2次服。技二同煮熟後調服，飲湯吃鴨肉，每日1劑。

說明　技一用於因腎小球腎炎引起的水腫。

來源　張力群等《民族民間秘驗方集》。

膀胱結石

技一　金錢草、石葦、紫草各30g，澤瀉10g，木通5g。

技二　薏苡仁適量。

用法　技一水煎服，每日1劑。連服3日後休息1天。再服3劑，直至結石排出為止。

技二研末加少許白糖拌勻，每次服30g，每日2次。

說明　技二服後大量飲水，跳躍運動，以助排石。

來源　張力群等《民族民間秘驗方集》。

腎盂積水

技一　柴胡30g，車前子（包煎）、白芍各20g，黃芩、薑皮各10g，半夏12g，甘草5g。

技二　烏藥20g，澤瀉15g，川牛膝20g。

用法　技一水煎服，每日1劑。

技二水煎服，每日1劑，5～10天可癒。

說明　技一用於尿少水腫，病重者每日2劑，腫退停藥。

技二如尿頻數，痛澀加黃柏15g，尿有餘瀝加車前子15g，紗布包煎。

來源　張力群等《民族民間名醫方精選》。

蛋白尿

技一 黃耆、山藥、薏米各15g，山萸肉、茯苓、石葦、蟬衣、元參各4g，玉米鬚30g，烏梅炭3g。

技二 黃耆50g，薏苡仁、龜板各60g。

技三 桑白皮、冬瓜皮、玉米鬚各30g。

用法 技一水煎分2次服，每日1劑。技二先將龜板搗碎，放入鍋內煮1個小時，再入餘藥，以文火煎45分鐘，取汁分2次服用。30天為1個療程。技三同技一。

說明 技一主治長期蛋白尿。技二補虛利尿，主治慢性腎炎蛋白尿，體質虛弱者。技三主治腎病蛋白尿。

來源 張力群等《民族民間名醫方精選》。

痛風性腎病

技一 紅蘿蔔500g。

用法 帶皮洗淨後榨汁，加入300毫升左右溫開水飲服，每日1～2次，飯後半小時飲用，連用兩週。

說明 痛風會對腎臟造成損傷，甚至會形成尿毒症。常喝紅蘿蔔汁能有效預防痛風性腎病。

來源 張力群等《民族民間名醫方精選》。

慢性腎功能不全

技一 黃耆50g，枸杞子30g，益母草、白花蛇舌草各20g，桑葚15g，山萸肉、車前子、丹參各10g，附子、大黃各5g。

技二 旱蓮草600g，蒲黃、車前草各150g。

用法 技一水煎分2次溫服，每日1劑。另取水蛭15～30g，從小量開始漸加研末，分2次用藥汁送服。

技二加水煎煮15～20分鐘，倒入盆中，待水溫適用時，沐洗少腹部及足部，每日1次。

說明 技二可養陰止血，用於有尿血者。

來源 張力群等《民族民間名醫方精選》。

多囊腎

技一 炙黃耆60g，炒白朮、赤茯苓、炒苡仁、炒扁豆、車前子、木瓜各30g，懷牛膝25g，補骨脂、大腹皮各20g，炒黨參、丹皮、焦麴各15g，肉豆蔻、絲瓜絡、紅花各10g。

用法 水煎服，每日1劑。

說明 炒苡仁、車前子包煎，紅花另煎兌服。

來源 張力群等《中國民族民間秘方大全》。

血液系統疾病

白細胞減少症

技一 黃耆30g，雞血藤30～60g，女貞子、丹參各12g，黃精15g，大棗30～60g。

技二 雞血藤，白酒。

用法 技一水煎分2次服，每日1劑。技二以2：8的

比例浸泡後，日服3次，每次10毫升，連服7日。

說明 技一用於放射性白細胞減少症27例，均獲得治癒。技二用於藥物性白細胞減少症。

來源 張力群等《民族民間名醫方精選》。

嗜酸性粒細胞增多症

技一 海蛤殼、魚腥草各30g，桑白皮18g，地骨皮、白芍各12g，黃芩9g，甘草6g，青黛5g。

用法 兩煎藥液兌勻，分服，每日1劑。

說明 曾治療25例，結果治癒20例，顯效4例，好轉1例。

來源 張力群等《民族民間名醫方精選》。

原發性血小板減少性紫癜

技一 炙甘草、黃精、生薏苡仁、茯苓、白茅根各30g，黃耆、仙靈脾（淫羊藿）、生地、澤瀉各15g，當歸18g，小薊、茜草各10g。

技二 生地50g，烏梅炭30g，白茅根30g，甘草20g，炙黃耆100g，焦三仙15g。

技三 帶衣花生仁200g，大棗100g。

用法 技一將4劑量濃煎為200毫升，每次服25毫升，每日服2次。技二水煎服，每日1劑。技三加水適量，共煮熟至爛，吃花生仁、棗肉、飲湯。每日1劑，分2次服。

說明 技一曾治9例，病程最短者6個月，最長者9

年，結果治癒5例，顯效3例，有效1例。

　　來源　張力群等《民族民間名醫方精選》。

過敏性紫癜

　　技一　茜草根30g，生地15g，元參12g，丹皮、防風、阿膠、白芍、黃耆各10g，甘草6g。

　　技二　白茅根50g，瓜蔞根25g，板藍根、茜草根各15g，紫草根10g。

　　用法　技一兩煎藥液分3次口服，每日1劑。技二水煎早晚服，每日1劑。

　　說明　技一曾治60例，全部治癒（平均8～9日）。技二為回族名醫趙炳南先生經驗方。

　　來源　張力群等《民族民間名醫方精選》。

再生障礙性貧血

　　技一　徐長卿、紫河車、小葉雞尾草、生甘草各等量。

　　技二　黃耆60g，黨參、黃精各30g，仙靈脾、枸杞子、補骨脂各15g，仙茅、鹿角膠、阿膠珠各10g。

　　用法　技一共研為細末，裝入瓶內備用。每次口服2～4g，每日2～4次，1～4個月為1個療程。技二水煎服，每日3次，每日1劑。

　　說明　技一曾治20例，總有效率為65%，服藥期間忌生冷辛辣及白蘿蔔、南瓜等。

　　來源　張力群等《民族民間名醫方精選》。

缺鐵性貧血

技一 豬血100g，醋30毫升。

技二 黃耆30g。

技三 黃耆、熟地各25g，當歸、桑葚、首烏各15g，黨參、枸杞子各12g，甘草、川芎、紅棗各10g。

用法 技一加油、鹽等適量，炒熟服完，每日1次。技二煎取汁液後與100克粳米，10g大棗同煮成粥，調入陳皮1g煮沸即可。技三水煎分服。

說明 技二可治療心、脾兩虛型貧血。持三可治療貧血性頭昏。

來源 張力群等《民族民間秘驗方集》。

陣發性睡眠性血紅蛋白尿症

技一 豬苓、茯苓、澤瀉、白朮、板藍根、梔子各10g，大黃5g。

用法 兩煎所得藥液兌勻、分服，每天1～2劑。

說明 該病是一種慢性血管內溶血性疾病，臨床上主要以睡眠後發生陣發性血紅蛋白尿為特徵。尿色如醬油，有黃疸和貧血。

來源 張力群等《民族民間名醫方精選》。

血 友 病

技一 熟地黃、天冬門各15g，當歸、赤芍、白芨、知母各10g，川芎、阿膠、牡丹皮、石斛各5g，三七粉3g

（沖服）。

用法　加水煎沸15分鐘，濾出藥液，再加水煎20分鐘，去渣，兩煎藥液兌勻，分服，每日1劑。

說明　該病是一種遺傳性出血性疾病。通常自幼兒時即有出血傾向，經症病例至青年或成年時才發病。往往微外傷即引起持久而嚴重出血，止血效果不佳。

來源　張力群等《民族民間名醫方精選》。

骨髓增生異常綜合徵

技一　太子參30g，黃耆、雞血藤各50g，當歸、仙靈脾、丹參各15g，女貞子20g，卷柏、茜草、青黛各30g，甘草、五味子、雄黃各10g。

用法　水煎兩次，分3次服，每日1劑。

說明　該徵是造血幹細胞增殖，分化異常的克隆性疾病。骨髓出現病態性造血，外周血細胞減少。臨床主要表現為貧血，常伴有感染或出血。

來源　張力群等《民族民間名醫方精選》。

貧血性萎黃病

技一　鐵砂300g，香附、蒼朮、厚朴各150g，陳皮9g，甘草6g。

用法　鐵砂用醋煅7次，以透紅為度，與上藥共研細末，以醋製成丸。每次服9g，每日2次。

說明　該症見到血虛萎黃、唇白、舌無苔，舌質淡白無華，四肢痿軟無力，腹飽脹，食不消化。如治婦女閉經

或女兒癆，可加漆油9g。專用補血，可加地黃、何首烏各6g。

來源 張力群等《民族民間名醫方精選》。

急性粒細胞性白血病

技一 白花蛇舌草300～450g。

技二 黨參、敗醬草各15g，白朮9g。

用法 煎水服，每日1劑。初治用技一，待血象基本正常後，再用技二。

說明 技一用3天檢查血象，一般用15天左右，血象基本穩定後改服技二，食慾增加，並能下床活動。

來源 張力群等《民族民間秘驗方集》。

神經系統和精神性疾病

失 眠

技一 製半夏12g，黃小米60g。

技二 芹菜（一半莖，一半葉子）。

技三 燈芯草100g，酸棗仁150g。

用法 技一水煎，睡前服，每日1劑，重者可早、中、晚各服1次。技二榨汁，加入適量蜂蜜及熱水，每晚臨睡前飲用。技三研為粗末，裝入布袋中，作為枕芯，每晚作枕用。每月更換1次藥物，連續2～3個月。

說明 技一胸膈胃脘滿悶，舌紅苔黃者加萊菔子

12g。技二適用於高血壓失眠。技三可清心除煩安神。

來源　張力群等《民族民間秘驗方集》。

經微腦功能失調

技一　熟地黃、龜板、黃柏、知母、山藥、遠志、石菖蒲、龍齒、山茱萸、茯苓各10g。

用法　兩煎藥液兌勻，分服，每天1劑。

說明　技一主治小兒多動症，注意缺陷，運動及行為障礙。肝腎陰虛，神動智變，神思渙散，煩躁易怒，多語多動。

來源　張力群等《民族民間名醫方精選》。

神經衰弱

技一　製黃精、首烏、玉竹、沙參各15g，白芍、鬱金各6g，當歸3g，山楂、澤瀉各10g，茯苓12g，大棗15枚。

技二　五味子50g，鴿蛋30g。

用法　技一加米醋少許水煎，分2～3次口服，每日1劑。技二五味子煎汁備用，鴿蛋煮熟去殼後放入煎好的五味子汁中略煮，然後浸泡在汁中2天。每日食用鴿蛋3枚，使用前需將鴿蛋連五味子汁加熱煮沸。

說明　技一如氣虛重者，可加黃耆15g，紅參3g；如陰虛重者，可加百合15g、麥門冬15g、甘菊花10g；如陽虛者，可加枸杞子6g、淫羊藿（仙靈脾）15g；如血壓高者，重用澤瀉（50g以上）。用本方治療神經衰弱36例，

其中治癒30例，好轉5例，中斷治療1例。

來源 張力群等《民族民間名醫方精選》。

精神分裂症

技一 鈎藤30g，甘草10g，製川烏頭、紅花各5g，洋金花1g。

技二 首烏、夜交藤各90g，紅棗6枚。

技三 當歸12g，生白芍、雲茯苓、代赭石各30g，柴胡、厚朴、梔子、陳皮、青皮、遠志各9g，竹葉30g。

技四 黑貓頭1個。

用法 技一兩煎藥液兌勻，分服，每日1劑。技二水煎後早晚服，每日1劑，15天為1個療程。技三水煎服，每日2次。技四燒灰成性，研成細末。每次用溫開水沖服3g，每日1次。

說明 主要臨床特徵是病人的精神活動即思維、情感、行為之間的互不協調以及精神活動脫離現實環境，即「精神分裂」現象。技三治療「臟躁」、「鬱症」，對因情志所傷的鬱悶不語，神志呆板或哭笑無常的精神分裂症，有較好的療效。技四來源自民間流傳的「千金翼」，療效待考。

來源 張力群等《民族民間名醫方精選》。

興奮狀態精神病

技一 石菖蒲30g，柴胡20g，黃芩、半夏、陳皮、青皮、枳實、佛手、竹茹各15g。

用法 兩煎藥液兌勻，分服，每日1劑。

說明 該病症見怒氣上沖，頭目暈脹，情緒激動，精神失常。

來源 張力群等《民族民間名醫方精選》。

抑鬱性神經症

技一 黃耆30g，紅參、當歸、遠志、茯神、川芎、五味子各10g，柏子仁、棗仁、淮小麥各15g，肉桂4g，炙甘草7g。

技二 炙甘草10g，淮小麥30g，大棗5枚、酸棗仁15g，遠志、香附、柴胡、鬱金、香橡皮各10g。

用法 技一水煎服，每日1劑，6週為1個療程。技二水煎服，每日1劑，分早晚兩次服。5日為1個療程，一般服藥1到2個療程，即可見效。

說明 該症是一種慢性和復發性精神障礙，是情感性疾病中發病率較高的疾病。

來源 張力群等《民族民間名醫方精選》。

老年精神病（躁動症）

技一 生地黃50g，大黃20g，龍膽草、梔子、枳實、芒硝（沖）各12g，黃芩、木香、知母各10g。

用法 兩煎藥液兌勻，分服，每日1劑。

說明 該病症表現為行為混亂、喧嘩、顫動，甚至精神錯亂，侵襲別人等。

來源 張力群等《民族民間名醫方精選》。

癲 癇

技一　鬱金、橘紅各20g，枳實15g，半夏、龍齒、遠志、菖蒲、製南星各12g，全蠍10g，海浮石、山楂、茯苓各30g，炙甘草6g。

技二　皂莢6g，細辛、半夏各4g，冰片2g，蟾蜍1g，白礬5g，石菖蒲、膽南星各3g。

用法　技一共研細末，製成散劑，裝入膠囊，每粒重0.4g，每次服用2粒，每日3次，小兒酌減，溫開水送服。20日為1個療程。

技二共研細末，裝瓶備用。使用時以空心管取藥粉少許吹入鼻孔中，若吹後1分鐘仍未見噴嚏，可再吹另一鼻孔，嚏後即醒，醒後不可再用。

說明　技一治療期間停服一切中西藥物。曾治療癲癇65例。總有效率為95%。最短有效時間為半個月，最長有效時間為1年。

技二可開通關竅，疏通脈絡，適用於癲癇卒倒。

來源　張力群等《民族民間名醫方精選》。

抽動－穢語綜合徵

技一　茵陳30g，柴胡、黃芩各15g，半夏、梔子、龍膽草、木香、鬱金、大黃、芒硝各10g，蓮子心9g，川朴6g。

用法　水煎服，每日1劑。

說明　病因不清，表現為發生不自主運動，有多發性

抽動。發作時意識清楚，並發出暴發性不自主發聲和穢語症。技一有效率93.3%，個別出現輕度嗜睡。

來源　張力群等《民族民間秘驗方集》。

多發性硬化

技一　黨參、黃耆、熟地、何首烏、雞血藤各30g，丹參、鹿角膠各15g，桂枝、赤芍、紅花、陳皮、香附各10g。

用法　水煎服，每日1劑。

說明　多見於青壯年，起病時有尿頻、尿急，後期有尿瀦留或尿失禁。病灶播散多發，常自行緩解和復發。

來源　張力群等《民族民間名醫方精選》。

神經官能症

技一　柴胡、生龍骨、生牡蠣各20g，黃芩、半夏、桂枝各15g，生甘草10g，大黃7.5g。

用法　技一為1日劑量，製成沖劑口服，1個月為一個療程。

說明　臨床可見頭痛，頭暈，心煩易怒，口乾且苦，咽乾，失眠多夢，舌質紅，苔薄黃，脈弦數。技一總有效率為96.7%（治療307例）。

來源　張力群等《民族民間名醫方精選》。

偏側面肌痙攣

技一　紫丹參10～30g，杭白芍10～15g，葛根10～

30g，廣地龍 12g。

用法　水煎 2～3 次後合併藥液，分 3 次口服，每日 1劑。

說明　如頭暈頭痛者，可加川芎 6g，天麻 10g；噁心納差者，可加法半夏 10g、廣陳皮 8g；腹瀉者，可加蒼朮 8g、廣木香 6g；咽乾耳鳴者，可加靈磁石 30g，熟地黃 15～30g、砂仁 6g、肥知母 15g；抽搐甚者，可加全蠍、蜈蚣各 2～10g；蟬衣 2～15g。曾治 115 例，其中服藥 2 劑而痊癒者 24 例，6 劑而痊癒者 58 例，10 劑而痊癒者 24 例，無效者 9 例。

來源　張力群等《民族民間名醫方精選》。

鏈黴素致顱神經損害

技一　葛根 18g，黃精、黃耆各 15g，菊花、枸杞子各 12g，川芎、女貞子、澤瀉各 10g。

用法　水煎分 2 次分服。

說明　表現為前庭損害與耳蝸損害。可有眩暈、頭痛、噁心、共濟失調，耳鳴與耳聾。

來源　張力群等《民族民間名醫方精選》。

各種頑固性痛症

技一　生薑、葛根、紅砂糖各 50g。

技二　羌活、獨活、乳香、沒藥、威靈仙、防己各 10g，細辛 3g。

用法　技一將前二藥水煎泡紅糖於睡前趁熱頓服，取

頭煎，二煎不用。每天1劑。

技二水煎兩次分服，每日1劑。

說明　技一行氣活血，通經活絡，發散寒邪，治療各種痛症，每收速效。技二主治慢性風濕關節痛。腰痛甚者加桑寄生，炒杜仲15g；腿痛甚者加牛膝10g；上肢關節痛甚者加桑枝15g、桂枝10g；病久反覆發作易於感冒者加黃耆30～40g、丹參30g。一般用3～5劑後疼痛可減輕。

來源　張力群等《中國民族民間秘方大全》。

三叉神經痛

技一　川芎25g，荊芥、防風、全蠍、蓽茇各12g，蜈蚣2條，天麻10g，細辛5g。

技二　白芷50g，冰片1g。

用法　技一水煎分2次服，每日1劑，重者每日2劑。技二共研細末，裝瓶備用。使用時取藥末適量，吹入鼻內即可。

說明　技一曾治療110例，其中痊癒56例，顯效者41例；有效7例；無效6例。

技二用藥1～10分鐘即可止痛；可疏風通絡止痛。

來源　張力群等《民族民間名醫方精選》。

坐骨神經痛

技一　辣蓼100g（鮮品200g），羊肉250g，生薑30g。

技二　當歸、白芍、木瓜、秦艽、威靈仙、紅花、枳殼、獨活、元參各10g，白芷6g，桑寄生15g，紅茜草、元

胡、山梔、白朮各10g，甘草6g。

用法 技一共煎湯適量，每日分3次溫服（羊肉可食之）。同時注意休息、防寒、保溫、並停服其他藥物。急性發病需1～2週；慢性病病人3～5週。特別對風寒濕型坐骨神經痛病人，療效較佳。技二水煎服，每日1劑。

說明 技一總有效率為98%。

來源 張力群等《民族民間秘驗方集》。

頭 痛

技一 金銀花25g，連翹、蒲公英、薄荷、白芷、蔓荊子、防風、辛夷各10g，菊花30g，蒼耳子12g，川芎30g，全蠍、甘草各5g。

技二 白芷60g，冰片0.6g。

用法 技一水煎2～3次後合併藥液，分3次口服，每日1劑。痛甚者可日服2劑。

技二共研細末，裝瓶備用。使用時取少許置於患者鼻前庭，經過1～10分鐘即可止痛。

說明 技一無論任何性質的頭痛，只要是在上午定時發作伴頭昏頭脹者，均能取效。曾治89例，總有效率98%。技二可祛風散寒，通絡止痛。

來源 張力群等《民族民間名醫方精選》。

高原性頭痛

技一 杏仁、半夏各10g，滑石、薏苡仁各20g，白蔻仁、通草、竹葉、厚朴各6g。

用法　水煎2次分3次溫服，每日1劑。蔻仁後下，武火煎20分鐘取液。

說明　症見發熱，微惡風，午後夜晚尤甚，頭痛頭暈，胸悶心悸，倦怠乏力等急性高山反應症。

來源　張力群等《民族民間名醫方精選》。

偏頭痛

技一　柴胡、當歸、白芷、僵蠶、葛根、白芍各15g，川芎30g，細辛3g，吳茱萸、甘草各10g。

技二　鮮石菖蒲20g。

技三　白蘿蔔1個，明礬3g。

技四　生薑36g。

用法　技一水煎2～3次後合併藥液，分3次口服，每日1劑。技二搗爛取汁，與糯米酒適量（依酒量）沖服。乾藥材則水煎後，與糯米酒沖服。技三蘿蔔去皮搗爛取汁，加明礬3g裝瓶備用。每次4滴入雙側鼻孔，每日3次。技四將生薑煮熟，打爛，左側頭痛包右足心，右側頭痛包左足心，每日1換。

說明　技一如見挾肝火者，可加龍膽草，山梔子各10g、夏枯草15g；如肝陽上亢者，可去吳茱萸、川芎，加生龍牡、石決明各20g；如挾濕者，可加半夏、天南星、羌活各15g；如兼瘀血者，可加桃仁、紅花各15g。曾治56例，病程最短6個月，最長12年。痊癒者36例，顯效者15例，好轉者5例。

技三為回族方，一般滴藥10分鐘疼痛緩解。技四可祛

風止痛。

來源 張力群等《中國民族民間秘方大全》。

不安腿（不寧腿）綜合徵

技一 白芍、赤芍、葛根、丹參各30g，木瓜、牛膝各15g，甘草10g。

用法 兩煎藥液兌勻，分服，每日1劑。

說明 臨床表現為雙小腿深部的難以形容和難以忍受的不適感，尤以夜間或休息時為甚。按摩、拍打、行走或熱敷後症狀可暫減輕。

來源 張力群等《民族民間名醫方精選》。

低顱壓綜合徵

技一 黃耆30g，紅參12g，焦白朮、遠志、乾薑、升麻、陳皮各10g，製附子5g，炙甘草6g。

用法 水煎服，每日1劑。

說明 該徵常見於腦脊液漏，腦脊液分泌障礙，脫水、休克等。主要表現為頭痛、頭昏、坐、立、活動時加重。

來源 張力群等《民族民間名醫方精選》。

腦 梗 塞

技一 鈎藤、菊花、夏枯草、珍珠母各30g，丹皮15g，赤芍10g，川牛膝20g。

用法 水煎服，每日2次。

說明　由血管閉塞引起的一部分腦組織壞死稱為腦梗塞。

來源　張力群等《民族民間名醫方精選》。

腦血栓形成

技一　地龍、生地各20g，丹參30g，赤芍、紅花各15g，沒藥10g。

技二　桃仁、山梔子各7枚，冰片3g。

用法　技一水煎分2次服，每天1劑。

技二共研細末，加白酒適量調為稀糊狀，外敷於患側足心湧泉穴，每日1換。

說明　技一活血化瘀，行氣通絡。曾治32例，結果顯效4例，有效27例，無效1例。技二可活血通絡。

來源　張力群等《民族民間名醫方精選》。

腦血管痙攣

技一　生黃耆30g，當歸、天竺黃（後下）、桂枝、白附子、膽南星各10g，生地、赤芍、白芍、地龍、白蒺藜、天麻、鉤藤各15g，竹瀝汁20毫升。

技二　鉤藤（後下）15g，牡蠣（先煎）、石決明（先煎）各30g，大黃（後下）5g，枳實、茯苓各12g，黃芩、天竺黃、丹皮、炒槐花各9g。

用法　技一先將藥物用冷水浸泡半小時，浸透後煎煮。藥煎煮沸後，文火再煎50分鐘，2煎沸後文火煎30分鐘，煎好後兩汁混勻300～500毫升為宜。昏迷期間採用鼻

飼法，分2次飼完。中間隔3小時，一晝夜2劑。

技二 每日1劑，水煎分3次服。

說明 證見昏迷不語，半身不遂，咽喉麻痹不能飲食，大小便失禁等。技二用於高血壓性中風（腦血栓形成），突然頭暈痛，口唇向一側歪斜，對側下肢麻木不遂，面紅口苦等。

來源 張力群等《中國民族民間秘方大全》。

腦血管疾病

技一 黃耆、水蛭各20g，人參、珍珠各3g，川芎、丹參、龜板各12g，桑寄生、葛根各15g，杜仲、首烏、黃精、石菖蒲、膽星、海藻、黃連、白附子、菊花各10g，靈芝6g，青皮9g，冰片1.5g，白花蛇5g。

用法 上藥研末，過100目篩，製成丸劑，每次服4粒（或裝膠囊0.25g），每日3次。

說明 常見的有短暫腦缺血發作，腦血栓形成，腦栓塞，腦出血和蛛網膜下腔出血。可表現為頭昏、頭暈、肢體麻木無力、偏癱、意識障礙等。技一曾治169例，總有效率為97.6%。

來源 張力群等《民族民間名醫方精選》。

缺血型腦血管病

技一 黃耆、地龍、丹參、黨參各15g，當歸、川芎、紅花、桃仁各12g，水蛭、大黃、枳實各10g。

用法 水煎服，每日1劑。

說明 指腦部血流的缺血，通常由血管痙攣狹窄和閉死引起。

來源 張力群等《民族民間名醫方精選》。

短暫性腦缺血發作

技一 鈎藤、牛膝各20g，天麻、玄參、天冬各15g，石決明16g，杜仲、丹皮、桑寄生、梔子、菊花各12g，益母草10g。

用法 水煎服，每日1劑。

說明 腦局部血流一時性，反覆性受阻或中斷，每次發作引起的神經症狀歷時數秒到數小時，至多不超過24小時。

來源 張力群等《民族民間名醫方精選》。

焦 慮 症

技一 柴胡、白朮、當歸、白芍、茯苓、柏子仁各10g，浮小麥、石決明各30g，炒棗仁15g，薄荷3g，大棗10枚。

用法 水煎服，每日1劑。

說明 是以發作性或持續性情緒焦慮、緊張、恐懼為臨床基本特徵的一種精神疾患。可分為急性焦慮發作和慢性焦慮症。前者突感心悸、心慌、呼吸困難、頭暈無力等；後者常表現為心煩意亂、坐臥不寧、心情沉重。病人常伴有睡眠障礙和植物神經功能障礙及軀體不適感。

來源 張力群等《民族民間名醫方精選》。

腦血管意外（中風）

技一 狗肉200g，桑樹根100g

技二 生薑適量，桂枝50g。

用法 技一無桑樹根可用桑白皮50g代替，共燉湯，吃肉飲湯，10天為1個療程。

技二生薑切20～30片，用白酒炒熱後摩擦肩部，手腕、手指等疼痛或活動不便部位，至局部紅潤為止，勿使破皮。然後取桂枝50g，加薑片煮沸薰蒸局部約30分鐘，後用紗布包殘餘熱藥渣，熱敷局部至藥渣冷卻為止。每日1～2次，7日為1個療程，連續1～2個療程。

說明 技一對中風後半身不遂或全身癱瘓者有一定的效果。技二適用於中風後肩手綜合徵。

來源 張力群等《民族民間秘驗方集》。

面神經炎

技一 牛蒡子30g，白附子、全蠍各5g，僵蠶、防風各10g，鈎藤20g。

技二 生黃耆30g，防風15g，全蜈蚣1條，白附片9g，細辛3g。

技三 鮮楊樹皮60～100g。

用法 技一水煎服，每日1劑。技二水煎3次，混合藥汁，分3次飯後溫服，每天1劑。一般3劑服後即效，再服3劑。技三水煎取汁（亦可用桂枝50g），放入浴盆中，薰洗患側。每次10～30分鐘，每日2次，連續5～7日。可

溫經活血，祛風通絡。

說明 俗稱面癱，常引起周圍面神經麻痺，為常見的腦神經疾患，屬「中風」範疇。

來源 張力群等《中國民族民間秘方·外治大全》。

多發性神經炎

技一 生黃耆30g，黨參、炒麥芽、伸筋草各15g，白朮、雞血藤、牛膝、遠志各9g，陳皮、升麻、辛各3g，廣木香、白附子各5g，製馬錢子1.5g。

技二 北黃耆21g，當歸、菟絲子、川牛膝、綿杜仲各15g，木瓜、白朮、熟地、茯苓各12g。

用法 技一水煎服，每日1劑。技二每日1劑，水煎3次共取液600毫升，每8小時服200毫升。

說明 本病又名末梢神經炎，屬中醫的痿證。

來源 張力群等《民族民間名醫方精選》。

震顫性麻痺症

技一 生地25g，生牡蠣、生石決明、紫石英各30g，鱉甲、白芍、僵蠶各10g，天麻10g，鈎藤15g。

技二 丹參、珍珠母各30g，牡蠣20g，白芍、茯苓各15g，川芎、菊花、白蒺藜、麻仁、生熟地、丹皮、澤瀉、山藥各10g，地龍6g。

用法 每日1劑，水煎服。

說明 又稱巴金森氏症。中醫屬於風象，認為主要是陰血不足，不能制止風火，宜用養血除風之法。技一為中

國民族民間秘方，外治、藥食大全的顧問，已故中醫泰斗董建華的名方，用於「搖頭風」。技二用於上下肢，舌及下頜不自主顫動等證。

　　來源　張力群等《民族民間名醫方精選》。

週期性癱瘓症

　　技一　泔茅朮、白朮、白芍、澤瀉、黨參各10g，炙黃耆、炒川柏、薑半夏、陳皮各6g，川萆薢、茯苓各12g，羌活、獨活、防風、炙柴胡各3g。

　　技二　生地、熟地各25g，淮山15g，茯苓、澤瀉、狗脊、川斷、肉蓉各12g，丹皮、製附子各6g，肉桂（後下）3g，草蔲10g，仙靈脾18g。

　　用法　均每日1劑，水煎分3次服。

　　說明　本病是神經一肌肉系統的鉀代謝障礙性疾病。病因尚未完全明確。多見於男性青壯年，病前1～2天可有肢體酸痛，僵硬。發作多在夜間，清晨或午睡醒來時發現四肢呈對稱性弛緩性癱瘓，下肢較上肢重。每次發作歷時數小時至幾天不等，常可復發。可併發於甲亢、糖尿病、腎上腺皮質、腫瘤患者。發病時血鉀溶解度暫時降低，肌肉鉀含量增高。此外，其發作與糖代謝及內分泌障礙關係亦密切。如飽食或注射大量葡萄糖以及疲勞後，均可誘發其發作。

　　來源　張力群等《中國民族民間秘方大全》。

神經衰弱症

　　技一　黨參、丹參各12g，雲茯苓、當歸、白芍、枳

殼各9g，酸棗仁15g，石菖蒲、桔梗、甘草各6g，川芎、蓮心各5g，桂枝2g。

技二　百合30～60g。

用法　技一水煎分3次服，每日1劑。技二溫水浸泡1小時左右，文火煎煮，水沸後5分鐘即可。放涼後，先食百合後飲湯。早晚各一次，半月即可收至明顯效果。

說明　基本症狀是頭昏、頭痛、失眠多夢，記憶力減退，心慌心跳，情緒不穩，容易疲勞。患者對自己病狀過度關心，因而情緒焦慮，四處求醫覓藥，在檢查時一般都無異常發現。

來源　張力群等《民族民間秘驗方集》。

癔病（歇斯底里）

技一　瓜蒂、赤小豆、豆豉、鬱金各9g。

技二　龍膽草、柴胡、黃芩、生地、蘇梗、酸棗仁各10g，法半夏、川朴、甘草、木香各6g，茯苓12g，浮小麥15g。

用法　均每日1劑，水煎分3次服。

說明　又稱歇斯底里，多因精神刺激或不良暗示而致病，多發生於青年，女性多見。屬中醫「鬱證」、「臟躁」等病範圍，技二用於後者。

來源　張力群等《民族民間名醫方精選》。。

夢遊症

技一　生地、百合各30g，沙參、蓮米各15g，麥冬、

棗仁各12g，茯神、梔子、連翹各9g，竹葉3g，甘草6g。

技二　炙甘草6g，淮小麥15g，大棗5枚、五味子1.5g，石菖蒲、麥冬、豬苓、茯神、黨參、沙參、赤芍、白芍各9g，炙遠志4.5g，牡蠣（先煎）30g。

用法　均每日1劑，水煎分3次服。

說明　又稱夜遊症。可因某種精神因素和暗示而引發。病人夜裡熟睡中突然起來行走，或做各種工作後又回去睡眠，醒後完全不能記憶。

來源　張力群等《民族民間名醫方精選》。

老年性癡呆

技一　山茱萸、山藥、茯苓、杜仲各20g，熟地、牛膝、肉蓯蓉、巴戟天、五味子各15g，石菖蒲30g，遠志10g，乾薑6g，大棗15g。

技二　丹參30g，茵陳5g，茯苓12g。

用法　均水煎藥分2次溫服，每日1劑。3週為1個療程。

說明　技一曾治14例，痊癒5例，顯效4例，好轉3例。技二適用於腦血管疾病後引起的老年性癡呆症。

來源　張力群等《民族民間名醫方精選》。

慢性疲勞綜合徵

技一　桂圓殼、荔枝殼各30g。

技二　黨參、黃耆、菊花、天麻、酸棗仁、柴胡各等份。

用法　技一技二殼擇淨，同放鍋中，加清水適量，浸泡5～10分鐘後，水煎取汁，放入浴盆中，待溫度適宜時足浴，每日2次，每次10～30分鐘，2日1劑，連續7～10日。可健脾益氣。

技二研為細末，作為枕芯用，連續1～2個月。可健脾益氣，袪風通絡。

說明　本徵是以持續疲勞、失眠、思維不能集中以及身痛、發執等全身衰弱疲勞表現為特徵的疾病。

來源　張力群等《中國民族民間外治大全》。

偏　癱

技一　全蠍、土鱉蟲、白僵蠶、地龍各50g，大蜈蚣20條。

用法　研細為末，分成60份。每日2次，每次服1份。服完為1個療程。

說明　曾用於偏癱、半身不遂30餘例，配合針刺療法，效果更佳。

來源　張力群等《中國民族民間秘方大全》。

紅斑性肢痛症

技一　水牛角80g，銀花藤、生米、土茯苓、桑枝各30g，丹參24g，玄參20g，歸尾18g，全蠍4g，蜈蚣2條威靈仙15g，茵陳　連翹　地丁各12g。

技二　食鹽200g。

用法　技一水牛角先煎後與其他藥共煎兌汁服，每日

1劑，5天為1個療程。

技二　將食鹽用熱水化開，趁熱足浴。每晚1次，每次20分鐘，3日為1個療程，可活血通絡。

說明　該症為一種少見的肢體遠端（尤其是兩足）陣發性血管擴張，伴燒灼樣疼痛，皮膚發紅，發熱。以青年男性居多。技一為家傳秘方，有清熱涼血、通絡止痛、化濕解毒之功效。

來源　張力群等《中國民族民間秘方大全》。

肢端蒼白症

技一　桃仁15g，川芎20g，紅花、牛膝、乾薑、桂枝、製香附各10g，炙甘草3g

用法　每日1劑，水煎服。

說明　該症醫籍鮮有記載，中醫認為與脾的運化水穀精微和升清功能有關。故用溫陽活血、溫通血脈，調暢氣血的運行治之獲效。

來源　張力群等《中國民族民間秘方大全》。

腔隙性腦梗塞

技一　黃耆50g，川芎30g，當歸、枸杞子各20g，山萸肉15g，乳香、沒藥、鹿角膠、土鱉蟲各10g。

用法　水煎每日1劑，早晚分服。10日為1個療程。

說明　曾用上方治療多例經CT（電腦斷層掃瞄）診斷療效滿意。

來源　張力群等《中國民族民間秘方大全》。

內分泌代謝疾病

類風濕性關節炎

技一 三七15g，人參15g，天麻6g，山藥、炒白朮各15g。

技二 當歸、防風、防己、海風藤、絡石藤、地龍、牛膝各12g，赤芍、白芍、秦艽各9g，羌活、獨活各6g，生地、雞血藤各30g。

用法 技一燉烏雞1隻，吃肉喝湯。2日1劑，5劑為1療程。

技二水煎服，每日1劑。

說明 技一曾治數十例，有效率達90%。技二用於痛痹，四肢關節畸形，疼痛，夜間尤甚，關節伸屈不利等。目前認為是感染後引起的自身免疫反應，招致以滑膜炎為基礎的關節病變。中醫稱為「頑痹」，有關節畸形，僵硬腫大等。

來源 張力群等《中國民族民間秘方大全》。

痛風性關節炎

技一 金錢草30g，海藻、生地黃各15g，生石膏30g，澤瀉、車前子、知母、黃柏、赤芍、防己、地龍各10g。

技二 黃柏、蒼朮、白芷、大黃各2份，青黛、冰片

各1份。

用法 技一水煎分2次溫服，每日1劑，對痛風屬濕熱證者有效。

技二研細末備用，根據病變部位及範圍，取藥適量加入蜂蜜攪拌成糊狀，外敷患處，外蓋油光紙，用紗布包裹。每日換藥1次，3日為1個療程。注意休息，多飲開水，一般治療3個療程即可獲癒。

說明 技二可清熱解毒，活血通絡，消腫止痛。與技一可交替使用。

來源 張力群等《中國民族民間秘方、外治大全》。

甲狀腺腫

技一 生地、鱉甲、龜板各20g，龍骨、牡蠣各25g，蛤殼15g，石決明、珍珠殼各30g，麥冬10g。

技二 柳葉15g，生牡蠣30g。

用法 技一每日1劑，水煎服。技二每日1劑，水煎分3次服，12劑為1個療程。

說明 技一用於單純性甲狀腺腫，技二用於地方性甲狀腺腫有顯著療效。

來源 張力群等《中國民族民間秘方大全》。

毒性彌漫性甲狀腺腫

技一 蒲公英、半枝蓮各30g，梔子、連翹、鬱金各10g，五味子15g，川楝子、枳殼各9g，枸杞子12g，白花蛇舌草30g，甘草6g。

技二　柴胡、陳皮、土貝母、鬱金各10g，元參、生牡蠣、黃藥子、夏枯草各30g，海藻、昆布各15g。

用法　均水煎服，每天1劑，連服4週。

說明　又稱GD病，是甲亢中最常見類型，其中伴肝功能損害者約30%。

技二用於甲狀腺囊腫、瘤及腺腫。

來源　張力群等《中國民族民間秘方大全》。

甲狀腺功能亢進

技一　黃耆30～45g，白芍、香附各12g，生地15g，夏枯草30g，何首烏20g。

技二　黨參、遠志各25g，柏子仁、龍膽草、荷葉、葛根、王不留行、桑皮、沙參各15g，車前子10g，菊花50g。

用法　技一每日1劑，水煎分2～3次口服，服藥期間停用其他中西藥物。

技二每日1劑，水煎早晚2次分服。

說明　技一治療98例，治癒61例，顯效19例，有效8例，無效10例。

來源　張力群等《民族民間名醫方精選》。

男性乳房發育

技一　柴胡、白芍、白朮、茯苓、丹參、王不留行各15g，香附、雞血藤各20g。

用法　每日1劑，水煎分3次服。

說明 由於男子內分泌失調引起，常見於慢性肝臟疾病。上方混合感染者加清熱解毒藥，腫痛者加桃仁、紅花、元胡。

來源 張力群等《民族民間名醫方精選》。

生長激素缺乏症

技一 黃精、天冬、麥冬、枸杞子、熟地、杜仲各20g，珍珠母30g，淫羊藿、太子參各10g。

用法 每日1劑，水煎分2～3次服。

說明 原發或繼發原因使下丘腦的垂體前葉功能減退，引起生長激素分泌減少。

來源 張力群等《民族民間名醫方精選》。

糖 尿 病

技一 黃連1份，人參1份，天花粉2份，澤瀉2份。

技二 桑葉、菊花、竹茹、陳皮各6g，石膏20g，女貞子、旱蓮草、玉米鬚各30g，花粉9g，淮山藥15g，茯苓12g。

用法 技一共研細末，裝入瓶內備用。每次服3g，每天3次開水送服。

技二每日1劑，水煎分3次服。

說明 技一治療65例，總有效率為95%。技二用於肺胃灼熱型，血壓偏高，血尿糖均升高者。

來源 張力群等《中國民族民間秘方大全》。

糖尿病周圍神經炎

技一　黃耆、桑技、白芍各15g，當歸、生地黃、牛膝、山藥、茯苓、地龍各10g，防風、桂枝、獨活、炙甘草各5g。

技二　元胡25g，川芎20g，桃仁、甘草各10g。

用法　技一每天1劑，兩煎兌勻分服。技二共研粗末，沸水沖開，先薰後洗患處。每日2次，共30日。

說明　技一用於下肢疼痛不願著衣被。技二可溫陽活血，通絡止痛。

來源　張力群等《民族民間名醫方精選》。

糖尿病肢端壞疽

技一　忍冬藤、玄參各100g，赤芍50g，當歸、丹參各30g，紅花10g。

技二　滑石粉70g，朱砂、澱粉各5g，冰片2g。

用法　技一每天1劑，兩煎兌勻分服。技二用香油調成膏敷患處。每日1次。

說明　為糖尿病是嚴重的併發症之一，多為糖尿病性血管病變引起下肢動脈硬化，逐漸發展為肢端壞疽。

來源　張力群等《民族民間名醫方精選》。

糖尿病性皮膚潰瘍

技一　生黃耆、太子參、丹參各30g，黃精15g，桃仁、地龍各12g。

技二 薄荷、花椒、艾葉各25g，連根生蔥10根，鮮薑100g。

用法 技一水煎服，每日1劑，早晚2次分服。技二煎濃汁，每日先薰後洗患處。

說明 上述兩技可同時使用。

來源 張力群等《民族民間秘驗方集》。

糖尿病性瘙癢

技一 蛇床子50g，苦參、龍膽草各40g，白礬20g。

用法 水煎取汁，加2枚豬膽汁拌勻，放入浴盆中，先薰患處，藥液溫度適宜時再坐浴。每日2次（每劑藥用2日），連續2～3劑。

說明 可祛風燥濕，解毒止癢。

來源 張力群等《民族民間秘驗方集》。

糖尿病性胃輕癱

技一 焦麥芽、焦山楂、焦穀芽各30g，佩蘭、蒼朮、木瓜、黨參、茯苓、白朮、陳皮各10g，甘草、砂仁各6g。

用法 每日1劑，水煎早晚分服。

說明 多發於老年性糖尿病，胃蠕動消化功能障礙，發生輕微癱瘓。

來源 張力群等《民族民間秘驗方集》。

中樞性尿崩症

技一　芡實、山藥、黃耆各30g，黨參、陳皮、當歸各15g，升麻、益智仁、金櫻子、補骨脂、白蒺藜各10g。

用法　兩煎所得藥液兌勻，分服，每日1劑。

說明　小便次數增多，夜間為甚，尿量大。身體消瘦，口乾渴，舌淡。該症因下丘腦垂體後葉病變，使抗利尿激素分泌和釋放減少所致。

來源　張力群等《中國民族民間秘方大全》。

肢端肥大症

技一　當歸、川芎、人參、防風、海風藤、桃仁、紅花、杜仲、千年健各10g，丹參15g。

用法　水煎服，每日1劑。

說明　多發生於青春期後，骨骼已融合者。大多由垂體生長激素、細胞腺瘤造成，使生長激素分泌過多所致。

來源　張力群等《中國民族民間秘方大全》。

肥　胖　症

技一　黨參、陳皮、莪朮、雞內金、檳榔、茯苓各10g，山楂18g，首烏15g，明礬、甘草各3g。

用法　每天1劑，水煎分2次服。氣虛甚者重用黨參30g；腹脹甚者加厚朴10g，枳殼15g，大便秘結者加大黃10g。

說明　曾治療腹型肥胖病40例，均在5～10劑脘腹脹

滿之症消除；60～90 劑後，腹圍減縮 10～15cm。服藥期間忌食動物油。

　　來源　張力群等《民族民間名醫方精選》。

痛　風

　　技一　血滿草 30g，五爪金龍、澤瀉各 20g，七葉蓮 30g，小紅參、秦艽、虎杖、銀花各 15g。

　　用法　水煎服，每日 1 劑，分 3 次服。

　　說明　經臨床觀察，有排乳酸的作用，可緩解症狀。

　　來源　張力群等《中國民族民間秘方大全》。

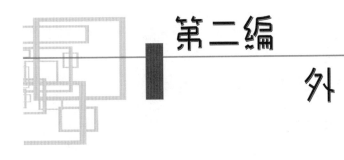

第二編
外　科

外傷感染

技一　防風、白芷、地丁、赤芍各10g，蒲公英20g，天花粉12g，血力花5g，紅花3g。

技二　黨參60g，白朮30g，黃耆30g，茯苓25g，當歸30g，陳皮12g，柴胡9g，升麻3g，甘草9g，大棗12g。

用法　技一水煎服，每天1劑。技二煎熬反覆蒸餾10多次取液，過濾保存濕敷。每日換洗1次。

說明　一般的外傷感染都屬於金葡菌感染，有腫脹、化膿、發熱等，傷口可有疼痛和功能障礙。技二為「補中益氣湯」加味，曾用以治療化膿性癤腫、腮腺炎、急性扁桃體炎、效果較好。

來源　張力群等《民族民間秘驗方集》。

癤　腫

技一　鮮馬齒莧適量。

技二　野菊花、金銀花各15g，芒硝10g。

用法　技一搗爛外敷患處，或以鮮馬齒莧絞汁，以消毒棉籤塗抹患處，連續5～10日。技二水煎取汁，納入芒

硝溶化，用消毒紗布蘸藥液濕敷患處，連續2～3日。

說明 技一癤未潰之前，可清熱解毒。技二可清熱解毒、消腫止痛。

來源 張力群等《民族民間秘驗方集》。

甲 溝 炎

技一 蜈蚣1條，雄黃、枯礬各1.5g。

技二 綠茶葉、黑芝麻、細鹽各1g。

用法 技一共為細末，取鮮雞蛋1個，打破一端，去一些蛋清，裝入藥末，將患指插入，攪勻，雞蛋與患指固定，以火煨烤雞蛋殼，以有溫熱感後，再烤15分鐘。每天換1次。技二加少許生理鹽水混合，並搗爛如泥。皮膚常規消毒後，將上藥敷於甲溝炎處，每日換藥1次，連續用藥2～4次。在敷藥期間患處不可沾水。

說明 指甲溝或其周圍組織發生感染，致病菌多為金葡菌。

來源 張力群等《民族民間秘驗方集》。

皮脂腺囊腫

技一 赤小豆30g，南沙參、麥冬、天冬、杏仁、薏苡仁、生地、金銀花各15g，桑葉、連翹各10g。

用法 水煎服，每日1劑。

說明 又稱粉瘤，是指皮脂腺管被堵塞時，皮脂瀦留而形成的囊樣腫物，多發於面部、頭皮、背和臂部。中央部可見有被堵塞的腺口呈一黑點。若細菌侵入可發生感

染，囊腫迅速腫大，有紅、腫、熱、痛和波動感，可化膿潰破成瘺或竇道。

來源　張力群等《民族民間名醫方精選》。

皮膚慢性潰瘍

技一　乾烏賊骨若干。

技二　新鮮樟腦皮適量。

用法　技一打成粉末，貯入瓶中備用。用前先將潰瘍面用鹽水擦洗乾淨，再將烏賊骨粉撒在患處，用消毒紗布包紮好即可。技二刮去外皮，烘乾後研細末，過80～100目篩。先用3%雙氧水清洗瘡面，去除腐爛組織。取樟樹皮粉適量加維生素 AD 丸內油調拌。敷於潰瘍面，再用紗布或繃帶輕紮。每日換藥1次。

說明　技二用於下肢慢性潰瘍，一般15～25日癒。

來源　張力群等《中國民族民間外治大全》。

燙　傷

技一　茶葉樹根、葛根、桑樹根、鮮品各長4寸。

技二　陳石灰適量。

技三　雄雞血。

用法　技一搗汁外擦傷口，內服代飲。技二用95%酒精調成糊狀，搽傷面，每日數次。技三斷頸取血淋創面後包紮。過兩天雞血變黑，可不再換藥至痊癒。

說明　技一治頭面部燒、燙傷，有抑菌作用，癒後無疤痕。技二用於1～2度燒、燙傷，不用敷料，可具薄膜保

護作用。技三曾治癒1例下肢被鉛水三度燙傷的患者。

來源 張力群等《中國民族民間秘方大全》。

燒傷瘢痕增生期

技一 大黃2份，山奈2份，毛冬青1份。

用法 烘乾研粉，裝入瓶內備用。用時加入蜂蜜，蒸餾水適量，調成糊狀，塗敷患處。

說明 適用於1～2度燒傷。曾治癒17例，平均3～9天痊癒，無感染現象發生。

來源 張力群等《民族民間名醫方精選》。

瘢痕疙瘩

技一 醋250毫升，五倍子78g，蜈蚣1條，蜂蜜18g。

技二 鴉膽子仁適量。

用法 技一共熬成膏，塗敷患處，每日換1次。技二研為細末，加凡士林適量調勻備用。局部常規清洗後，取藥糊外敷患處，敷料覆蓋，膠布固定。每日換藥1次，連續15日。

說明 俗稱蟹足腫。形如蟹足或如蜈蚣，有的呈小片狀或條狀。色暗紅或紫黑，質較硬，表面發亮，局部微癢，陰天加重，可逐漸增大，很少自行萎縮。技二可散結生肌。

來源 張力群等《民族民間名醫方精選》。

耳前瘻管

技一 紅色蚯蚓若干條。

　　用法　將蚯蚓洗淨，搗爛加入紅糖，攪拌待化水後塗於患處。

　　說明　多為雙側性，管腔內積有脫落上皮及角化物質，可排出腐乳狀臭味的分泌物。

　　來源　張力群等《民族民間秘驗方集》。

慢性竇道

　　技一　全蠍30g，炮山甲45g。

　　用法　共為細末，每服4.5g，每日1次。

　　說明　是指位於深部組織的，只有一頭通出體表的，長期不癒合的感染性管（傷口）。

　　來源　張力群等《民族民間秘驗方集》。

外科止血

　　技一　海螵蛸（去硬骨）1.5g，生蒲黃1g，白芨0.6g。

　　用法　共研細末，外傷出血以藥末摻患部。如有內出血，每服3～6g，開水送下。

　　說明　外作出血及內出血均可。

　　來源　張力群等《民族民間秘驗方集》。

淺表血栓性靜脈炎

　　技一　金銀花30g，當歸15g，桃仁12g，大黃10g，桂枝、芒硝、炙甘草各6g。

　　技二　土茯苓50～100g。

　　用法　技一水煎2～3次後合併藥液，早晚各服1次，

每日1劑。技二加水500毫升，煎至200毫升，臨睡前用紗布蘸藥液濕敷患處30分鐘，每日1次，連續7～10日，可活血通絡，消腫止痛。

說明 多見於下肢原有靜脈曲張的病人，主要受累血管是大隱靜脈，呈現壓痛和明顯的條索。

來源 張力群等《民族民間秘驗方集》。

鞘膜積液

技一 熟地黃、山萸肉、茯苓、澤瀉、黃耆、白朮、小茴香、橘核各10g，山藥12g，陳皮5g，炙升麻5g。

技二 威靈仙15～25g。

用法 技一水煎溫服，每日服5～6次，每日1劑，1個月為1個療程。

技二加水1000毫升，文火煎至500毫升，待溫後泡洗患處。每日2～3次，每劑藥可用3日，一般3劑可癒，可祛風除濕。

說明 小兒鞘膜積液，屬中醫「陰腫」、「水疝」的範疇。技一曾治52例，總有效率84%，多數患兒服藥5劑即開始見效果。

來源 張力群等《中國民族民間秘方·外治大全》。

屈肌腱狹窄性腱鞘炎（扳機指）

技一 當歸、丹參、益母草、王不留行各15g，川芎、赤芍、澤蘭、莪朮、地鱉蟲各10g。

用法 水煎服，每日1劑。

　　說明　最常見於手指和腕部。患指發僵，疼痛，活動後即消失。可有彈響和疼痛，以至不能伸屈。可在遠側掌橫紋深處掌骨頭上摸到一個豌豆大小的壓痛結節。

　　來源　張力群等《民族民間名醫方精選》。

骨關節炎

　　技一　桑寄生、骨碎補、川牛膝、雞血藤、續斷各15g，赤芍、山茱萸、穿山甲、桑椹、杜仲、巴戟天各10g，木瓜20g，紅花、甘草各6g。

　　技二　雌烏雞1隻，麻黃、牛蒡子各15～20g。

　　用法　技一水煎服，每日1劑，4週為1個療程。

　　技二將雞去內臟毛雜、洗淨，與藥同入鍋（勿用鐵鍋）燉煮，不加調味品，食肉飲湯，早晚分服。

　　說明　骨關節炎的病理形態上的改變主要為局限性，進行性關節軟骨破壞及關節邊緣骨贅形成。與過度負重、損傷、感染或炎症有關。

　　來源　張力群等《民族民間名醫方精選》。

甲狀腺囊腫

　　技一　昆布15g，白芍、白芷各9g。

　　用法　共為細末，用上白麵0.5公斤和藥末拌勻，做成15個餅子，用火烙熟，每天吃1個。

　　說明　多由於甲狀腺結節內出血形成囊腫，血塊吸收後即為囊性腫塊。

　　來源　張力群等《民族民間秘驗方集》。

坐骨結節囊腫

技一　丹參、雞血藤各40g，鬱金15g，玄胡、當歸、牛膝各5g。

用法　水煎服，每日1劑。

說明　係在臀部坐骨結節處形成的囊腫，有疼痛感。多發於青少年。

來源　張力群等《民族民間名醫方精選》。

顳下頜關節功能紊亂

技一　五倍子適量。

用法　研成細末，與醋調成膏狀。攤於牛皮紙上，約0.3公分厚，敷於患側，以膠布固定。48小時後更藥。

說明　可引起頭痛、耳鳴、耳聾等症狀，患側有明顯壓痛。技一可止痛消腫。

來源　張力群等《民族民間秘驗方集》。

頸 椎 病

技一　桂枝9g，葛根、當歸各15g，黃耆20g，白芍、生地、川芎、片薑黃、羌活、防風各10g，甘草3g，生薑3片、大棗5枚。

技二　吳茱萸2g。

用法　技一每日1劑，水煎分2次口服。偏於寒者去生地加細辛3g、威靈仙10g；偏於濕者加蒼朮10g、獨活10g；苔黃膩者加川柏10g、忍冬藤10g。

技二研為細末，用米醋調為稀糊狀，外敷雙足心湧泉穴，包紮固定。每日換藥1次，連續5～7日，可溫腎降逆，適用於頸椎病眩暈。若心煩易怒，面紅目赤者，用大黃2g，同法炮製，可清熱解毒，引熱下行。

說明　又稱頸肩綜合徵，以神經根型最常見。技一治療34例，一般在服藥3～4日取效。其中有3例頸椎骨質增生者效果欠佳。

來源　張力群等《民族民間名醫方精選》。

脊髓型頸椎病

技一　黃耆30g，桃仁、杜仲各12g，當歸尾、赤芍、紅花、白芍、地龍、全蠍、桑寄生、防風、牛膝各10g。

用法　水煎2次，分2次服，10日為1個療程。

說明　該病占頸椎病的5％～10％，是中老年脊髓功能障礙的常見病，與脊髓血供障礙有關。

來源　張力群等《民族民間名醫方精選》。

肋軟骨炎

技一　紫花地丁、板藍根各30g，龜板、鱉甲各15g，延胡索5～10g，柴胡、川楝子、桃仁、紅花、當歸、川芎各10g。。

技二　蒲黃適量。

用法　技一兩煎兌勻，分早晚2次服，每日1劑，1週為1個療程。如疼痛較劇者，延胡索用至10～15g；隆起明顯者，加三棱、穿山甲各10g；氣虛者，加黃耆20g。技二

研為細末，用米醋調為稀糊狀，外敷患處，敷料覆蓋，膠布固定。每日換藥1次，連續5～7日，可活血止痛。

說明　主要表現為胸壁局限性腫脹如疼痛，患處腫大隆起，有壓痛。胸骨旁第二、三肋軟骨最常受累。屬中醫骨瘭範疇。技一曾治68例，其中治癒44例，有效24例。

來源　張力群等《民族民間名醫方精選》。

乳房囊性增生病

技一　桔梗、白芍、牡蠣、牛膝各30g，大貝母、玄參、枳殼、王不留行、漏蘆、夏枯草各15g，生地20g，桃仁、紅花、三棱、莪朮、乳香、沒藥、穿山甲、甘草各10g。

用法　每日1劑，早晚各1次。

說明　簡稱乳腺病（小葉增生和囊性病變）。技一曾治32例，平均服藥26劑，總治癒率為100%。

來源　張力群等《民族民間名醫方精選》。

乳房纖維性囊腫

技一　桔梗、牡蠣、牛膝、白芍各30g，大貝母、玄參、枳殼、王不留行、漏蘆、夏枯草各15g，桃仁、紅花、三棱、莪朮、乳香、沒藥、穿山甲、甘草各10g。

技二　露蜂房100g，全蠍30g，蜈蚣10條，鹿角50g。

用法　技一每日1劑，水煎至450毫升，每次服150毫升，早晚各1次。技二研為細末，每日3次，每次3g，淡醋或黃酒，糯米酒送服。服完為1個療程。

說明 技一曾治32例，平均服藥26劑，總治癒率為100%。

來源 張力群等《民族民間名醫方精選》。

乳 腺 癌

技一 穿山甲、製鱉甲、王不留行子、南沙參、蜂房各12g，夏枯草、望江南、野菊花、白花蛇舌草、白毛藤、紫丹參、金瓜蔞、牡蠣各30g，昆布、淮山藥各15g，桃仁9g。

技二 七葉膽30g。

用法 技一水煎服2次。技二水煎代茶飲，每日服3次。

說明 技一曾治各期乳腺癌11例，臨床治癒1例，顯效2例，有效6例，無效2例。總有效率81.8%。治後生存5年、6年、8年以上各1例。

技二為雲南上世紀70年代民間廣泛應用。防乳腺癌細胞轉移效果較佳。

來源 張力群等《中國民族民間秘方大全》。

運動性損傷

技一 黃梔子60g，川草烏、香附子、生薑黃各15g，柑子樹葉30g。

技二 鵝不食草30g，土鱉蟲15g。

用法 技一柑子樹葉和香附子均用鮮品搗爛，加酒、麵粉調和敷傷處，忌內服。

技二焙乾研成粉末，裝瓶備用。每次服3g，用溫熱甜酒送服，每日服2～3次。

說明 技一曾治20例，其中打傷12例，扭傷3例，跌傷5例，一般敷1～2次即癒。

技二曾治跌打損傷腰痛患者100多例均有效；對陳舊性腰扭傷，打傷疼痛亦有一定的療效。

來源 張力群等《中國民族民間外治大全》。

肱骨外上髁炎（網球肘）

技一 海風藤、石楠藤、寬筋藤、十大功勞、四方藤、雞血藤各15g，桑枝12g，蒼耳子、艾葉各10g，桂枝6g。

用法 水煎後薰洗患處，加入適量酸醋，每日1劑。若該五藤缺2～3味，可辨證後加入乳香、沒藥、七葉蓮、穿破石、蘇朮、可增加活血化瘀、消腫鎮痛之作用。

說明 曾治33例，其中治癒17例，顯效10例。有效2例，無效4例。平均療程為16.5日。

來源 張力群等《民族民間名醫方精選》。

足 跟 痛

技一 當歸、丹參、牛膝、威靈仙、鹿角霜、川斷五加皮各15g，乳香、沒藥、木瓜各10g。

用法 每日1劑，水煎分2～3次口服。若陰虛者，加川石斛　生地各15g，黃柏12g；氣虛者，加黨參、黃耆各12～15g。

說明　曾治60例（經X光片診斷為骨質增生者15例）。結果治癒45例，顯效14例，無效1例。

來源　張力群等《民族民間名醫方精選》。

跟骨骨刺

技一　白芍、桂枝、當歸各10g，細辛、吳茱萸、木通、炙甘草、生薑各5g，大棗5枚。

技二　熟地黃30g，山萸肉、當歸、川芎各10g，木瓜20g，生薏米、牛膝各15g，五加皮12g，炮穿山甲4g。

用法　技一水煎服，每日1劑，連服5劑即見效。

技二炮穿山甲用文火略焙一下，易研粉，但不能烘糊，分2次沖服。其他藥水煎服，每日1劑，兩週為1個療程。孕婦和出血傾向者忌服。

說明　即在跟骨底面結節前緣有大小不等的骨刺，常伴有足跟部疼痛的症狀。X光側位片可診斷。

來源　張力群等《中國民族民間秘方大全》。

脫　肛

技一　黃耆120g，炒防風3g，泡參60g，升麻3g。

技二　帶殼的山蝸牛10g，紫草根5g，冰片2g。

用法　技一每日1劑，水煎服。技二先將蝸牛用新瓦烘乾，與紫草根、冰片一同研細，用生菜油浸泡，裝入小瓶中備用。每日3～5次用棉籤蘸藥油擦於肛門上。

說明　技一曾治103例，經15～60天治療後，痊癒者54例，顯效25例，有效22例，無效2例。治癒病例中有

21例隨訪2年以上未復發。技二為雲南民族民間特效方。

來源 張力群等《中國民族民間秘方大全》。

肛 裂

技一 柴胡、當歸各12g，大黃3g，升麻、甘草各4.5g，黃芩9g。

技二 芒硝30g，花椒15g。

用法 技一兩煎濾液兌勻，分2～3次服，每天1劑。

技二加水2000毫升，煎至1000毫升，坐浴燙洗，每日1次，連用10次。

說明 肛管的皮膚全層裂開並形成慢性潰瘍。技二為民間特效方。

來源 張力群等《民族民間秘驗方集》。

腸 麻 痹

技一 川朴8g，檳榔8g，陳皮、枳實、桃仁各6g，紅花3g。

用法 每日1劑，分2次早晚煎服。技一為小兒劑量（5～7）歲，如不能口服者可鼻飼或保留灌腸。熱病後期肺氣太虛者，加醋炒白芍10g、生牡蠣30g、黨參15g；便紅白黏液者，加馬齒莧、地錦草各10g；咳嗽發熱者，加魚腥草20g、桔梗10g、甘草6g。

說明 曾治小兒中毒性腸麻痹16例，均經用藥1～3劑後腹脹消退。對病情危重者，應急送醫院診治。

來源 張力群等《民族民間名醫方精選》。

粘連性腸梗阻

技一 皂角刺50g，火麻仁15g，蜂蜜200g。

技二 鮮苦楝皮100g，陳醋適量。

用法 技一水煎約200毫升，與蜂蜜混合內服。

技二將新鮮苦楝樹根皮洗淨搗爛如泥，與陳醋適量調成糊狀，外敷於患者腹部梗阻部位。

說明 技一曾治療麻痹性腸梗阻15例，一般服藥2～3小時可聽到腸鳴音，4～6小時即可排氣排便後治癒。

技二曾治療蛔蟲性腸梗阻37例，均在1～2小時解除梗阻後，服用驅蟲藥1～3劑。

來源 張力群等《中國民族民間秘方大全》。

肛門術後尿瀦留

技一 荊芥、大黃各10g。

技二 虎杖50g，重樓、金錢草各20g。

用法 技一焙乾研末，水煎去藥渣，加入白酒約5毫升為引，溫服。此為1次用量，每天1次。

技二水煎分3次服，每日1劑。

說明 技二獻方者截癱後尿閉，曾用此方獲效。技一可用於各種手術後或產後、結紮後等所出現的尿瀦留症。

來源 張力群等《中國民族民間秘方大全》。

腓腸肌痙攣

技一 當歸100g，白芍45g，川芎15g，伸筋草12g，

甘草10g。

用法 兩煎藥液兌勻，分服，每日1劑。

說明 一般在受寒、疲勞等情況下誘發痙攣，多見於男性青壯年，為夜間睡眠中突發小腿腓腸肌劇痛，多為單側，痙攣後酸脹乏力，有不適感。

來源 張力群等《民族民間名醫方精選》。

急性腰扭傷

技一 大黃30g，檳榔15g，生薑10g。

技二 紅花10g，雞蛋2g，食油適量。

用法 技一水煎分2次服，每日1劑。

技二將雞蛋打在碗內，放入紅花攪拌均勻，用油炒熟（不加鹽），一次服，每日1次。

說明 技一年邁體虛，瘀血較重者，可加丹參20g。曾用36例，均獲痊癒（最少2劑，最多15劑）。下床活動時間最早2天，最遲5天。技二曾治50例，有效率100%，一般1～3劑見效。

腰 腿 痛

技一 白尤30g，炙山甲6g，中度白酒200毫升。

技二 補骨脂75g，骨碎補60g，杜仲、川牛膝、續斷、肉蓯蓉、當歸、黑豆各30g，雞血藤90g，三七、沉香各15g，琥珀、血竭各10g。

用法 技一將兩藥置容器中加白酒100毫升，上蓋加熱致沸後減火，微沸半小時，將藥液傾出後藥渣中再加入

白酒100毫升，再薰煎1次，兩煎液合併混勻後分早晚兩次服用。每日1次，連服2～3天。

技二水煎3次後藥汁混合，分3次溫服，每日1劑。

說明　技一曾治24例，大多在服用2劑後，腰肌活動自如，疼痛緩解。

來源　張力群等《民族民間名醫方精選》。

前列腺炎

技一　北耆30g，黨參、丹參、女貞子、王不留行各15g，桑螵蛸、菟絲子、澤瀉、車前子（包煎）各10g，小茴香6g。

技二　茯苓粉、粳米各30g，車前子15g，紅棗（去核）7枚。

用法　技一每日1劑，水前分2次服。若兼濕濁內蘊，濕熱下注膀胱，見尿黃赤，前陰脹痛者，加黃柏、石葦各10g，蒲公英30g。技二將車前子裝入紗布袋內，繫好袋口與粳米、紅棗共煮粥，半熟時，撈出藥袋，加入茯苓粉，繼續熬煮，加少許白糖調味即可。

說明　技一曾治老年性慢性前列腺炎20例，治癒10例，好轉10例。技二為治療該病的藥食方法。

來源　張力群等《中國民族民間秘方‧藥食大全》。

前列腺增生症

技一　黃耆30～60g，黨參15～20g，白朮、知母、石花各10g，茯苓12g，柴胡6g，升麻、肉桂、通草3～6g，

冬葵子20g，甘草3g。

技二　黃耆、肉蓯蓉、鹿角、升麻、茯苓、白花蛇舌草、穿破石、丁香花根、天花粉各10g，益智仁、肉桂、土牛膝、莪朮、蒲黃、王不留行、地龍、木通各6g，琥珀5g，甘草梢3g。

用法　技一水煎分2次服，每劑煎取藥汁約300毫升。如舌質有瘀斑或紫暗，或前列腺觸診堅硬者，可加桃仁、紅花、莪朮、三棱活血化瘀，軟堅散結；血壓偏高者，去黨參、白朮、升麻、柴胡等，加鈎藤、石決明、牛膝。技二水煎分3次服。亦可製作蜜丸、水蜜丸、膠囊劑服用，每次服2g。感冒忌服。

說明　技一曾治30例，其中痊癒29例，無效1例。治癒病人中最短者3日，最長者30日，平均13日。

技二「前列回縮方」係主編在上世紀90年代主持研製的一項新藥配方，集26個民族名醫方精華之大成。曾治55例，總有效率達94.5%。

來源　張力群等《民族民間名醫方精選》。

女性尿道黏膜脫垂症

技一　山萸肉、巴戟肉、菟絲子、皂角刺、桃紅、冰球子、菖蒲各10g，仙靈脾、山藥、補骨脂各12g，熟地15g。

用法　水煎服，每日1劑。

說明　女性尿道黏膜脫出外翻於尿道口之外稱為尿道脫垂，多發於兒童。表現為出血，少數有無痛性腫塊和尿急、尿頻、血尿，排尿困難等症狀。多有反覆尿路感染的

歷史。

來源　張力群等《中國民族民間秘方大全》。

螞蝗鑽入男性尿道

技一　當歸、赤芍、桃仁、紅花、甘草、川椒各10g，米醋500毫升。

技二　稻草灰、水煙筒油各適量。

用法　技一將藥和米醋一起煎水，溫度適宜，將龜頭插入藥液內浸泡，每日3次。技二用於螞蝗咬傷後常流血或有血尿等。先清洗傷口，再用稻草灰塗傷口，若有癢感，可能化膿，再用水煙筒油塗之，可止血化膿。

說明　多發生在農村的兒童，曾下過江河，池塘的人出現無痛性血尿者應考慮此症。

來源　張力群等《民族民間秘驗方集》。

陰莖頭血管瘤

技一　木通10g，鹽炒黃柏10g。

用法　水煎服，每日1劑。

說明　由於毛細血管擴張形成，生長於陰莖頭的一種良性腫瘤。瘤色呈紫紅色斑塊，表面光滑，邊緣清楚，指壓褪色，無自覺症狀。

來源　張力群等《民族民間秘驗方集》。

腦外傷綜合徵

技一　當歸、赤芍、川芎、桃仁、柴胡、枳殼各10g，

黃耆、丹參、各30g，紅花6g，生地15g，土茯苓60g。

用法 水煎服，每日1劑。

說明 顱腦受到外傷後而產生的頭暈、頭痛、記憶力下降等。技一主治腦外傷後頭痛眩暈。

來源 張力群等《民族民間名醫方精選》。

術中嘔吐

技一 炒麥芽、神麴（布包）各10g，炒山楂片5g，紅糖15g。

用法 將前3味水煎取汁，加入紅糖飲用，每日1劑。

說明 在給病人進行技術的過程中因牽拉內臟等原因導致的嘔吐，會對病人的呼吸等生命體徵產生嚴重影響。

來源 張力群等《民族民間秘驗方集》。

預防闌尾切除術後感染

技一 紅藤50g，地丁20g，連翹15g，大黃、枳殼、金銀花、元胡、丹皮、赤芍各10g，乳香、沒藥、甘草各5g。

用法 水煎服，每日1劑。

說明 表現為傷口癒合緩慢、紅腫、甚至化膿、發熱等。

來源 張力群等《民族民間秘驗方集》。

膽囊切除後上腹痛

技一 柴胡、枳實、白芍、木香、鬱金、黃芩、玄明

粉、雞內金、厚朴各10g，甘草、製大黃各8g，炒黃連6g。

用法 每日1劑，水煎分2次服下。

說明 症見右脅疼痛，寒戰發熱。

來源 張力群等《民族民間秘驗方集》。

痹證（急慢性關節炎）

技一 白朮25g，附子、炙甘草、桂枝、牛膝各15g，黃耆50g，防己、麻黃各10g，白芍、當歸各20g。

技二 蒼朮、牛膝各20g，黃柏、桑枝、地龍、乳香、沒藥、秦艽、威靈仙各15g，茅根25g，薄荷、甘草各10g。

技三 當歸、酒白芍、川芎、秦艽、陳皮、松節各10g，防風、桂枝、羌活、獨活各5g。

用法 三技均水煎分3次服，每日1劑。

說明 技一用於寒痹（歷節風）。技二用於風濕熱（熱痹）。技三用於慢性風濕性關節炎。

來源 張力群等《民族民間名醫方精選》。

痿 症

技一 當歸身、肉蓯蓉、火麻仁、元明粉、酒大黃各10g，白芍、鬱李仁、苦杏仁、秦艽各7g，枳殼5g，甘草3g。

技二 黨參、白朮、茯苓、熟附子、法半夏各10g，陳皮、砂仁各7g，炮乾薑5g，肉桂3g。

用法 均每日1劑，水煎分3次服。

說明 技一用於陰陽虛燥、宗筋失潤，自臀部以下痿軟無力，大便秘結等。技二用於腎陽衰憊，面黃浮腫，頭重胸痞，語言不能出聲，下肢痿軟，手足逆冷等。

來源 張力群等《民族民間名醫方精選》。

慢性骨髓炎

技一 黃柏50g，硼酸7.5g。

技二 杜仲、桑寄生、五加皮、桂枝各30g。

用法 技一將黃柏浸於500毫升清水中，40小時後，過濾去渣，隔水煮沸30分鐘，再加清水500毫升，趁熱加入硼酸，溶化後足浴。每日1次，連續7～10日。

技二文火水煎取汁，倒入浴盆中進行足浴，並用毛巾擦洗至膝關節上下。每日2次，每次10～30分鐘，7日為1個療程，連續3～5個療程。

說明 技一清熱解毒，適用於趾骨骨髓炎及下肢潰瘍。技二適用於下肢慢性胃髓炎肝腎虧虛，膿液稀薄，久不收口者。

來源 張力群等《中國民族民間外治大全》。

化膿性骨髓炎

技一 大龜板3個（炙黃），大蜈蚣10條，全蠍10g，當歸、血竭、生沒藥、象牙粉各30g，紅花15g。

技二 元參60g，白頭翁、石斛、二花、地丁、蒲公英、生地、黃耆各30g，紫草12g，陳皮、白芷各9g，甘草6g。

用法 技一共研細末，煉蜜為丸，每服1丸約10g，每日服2次。病在上者，飯後服；病在下者，飯前服。若無象牙粉可用水牛角粉替代。技二水煎早晚服。

說明 技一曾治45例，其中服藥45天痊癒者23例，60天15例，75天7例。技二為祖傳名方「涼血解毒湯」。

來源 張力群等《中國民族民間秘方大全》。

骨質增生症

技一 白芍30g，木瓜、甘草各12g，雞血藤、威靈仙各15g。

技二 白芍50g，木瓜12g，雞血藤、威靈仙、杜仲各15g，葛根18g，懷牛膝12g。

用法 兩技均水煎服，每日1劑。技一白芍宜重用，服後效果不顯者可漸加量至60g，有腹瀉者加炒白朮15g、茯苓12g。技二為技一加減方，主治腰頸椎骨質增生。技二為1療程（約5日）劑量，製成藥丸或藥末。每日3次，每次約9g，白開水送服。連服5～10個療程。

說明 發生在骨與關節的增生性退行性病變。常見的有頸椎，胸腰椎肥大性脊椎病、胸腰椎退行性脊柱炎、骨關節病，跟骨棘等。

來源 張力群等《中國民族民間秘方大全》。

肩關節周圍炎

技一 黃耆30g，桑枝60g，桑寄生、桂枝、白芍、生薑各12g，薑黃、羌活各9g，大棗5枚。

技三 老薑300g，細辛80g，白酒100毫升。

用法 技一水煎服，每日1劑。技二將細辛研末與生薑搗爛，放鍋內炒熱，用白酒調勻再炒，放於紗布上，趁熱敷肩周疼痛部位。每晚1次，連續1～2週。可活血通絡，散寒止痛。

說明 中醫稱為「漏肩風」、「肩凝症」，又稱「五十肩」。

來源 張力群等《中國民族民間秘方・外治大全》。

腰肌勞損

技一 杜仲20g，威靈仙15g。

技二 胡桃2個 破故紙9g。

用法 技一共研成細末，拌勻。取豬腰1～2個，破開，洗去血液，再將藥粉放入，攤勻後合緊，放入碗內。加水少許，用文火久蒸。吃豬腰，飲湯。每日1劑。技二先將胡桃燒熟去皮，與破故紙水煎取汁，早晚分服。

說明 技二對不明原因的腰痛，療效較好。

來源 張力群等《中國民族民間藥食大全》。

腰 椎 病

技一 茯苓50g，乾薑10g，炒白朮100g，澤瀉15g，升麻12g，製硫黃粉3g（另包，分3次沖服），炙甘草、通草、生薑各30g。

技二 炒牽牛子10g，當歸20g，白芍、川斷、狗脊、黃耆各30g，杜仲20g，羌活、獨活、防風、白僵蠶各

15g。

技三　金錢草、毛茛各等量。

用法　技一技二水煎服，每日1劑。10天為1個療程。技三研為細末，加冰片及麻油適量調為糊狀，外敷於疼痛處，敷料覆蓋，膠布固定。3日換藥1次，連續2～3次。

說明　技一主治腰椎骨質增生；技二主治腰椎間盤突出症；技三可疏風通絡，行氣止痛。

來源　張力群等《民族民間秘驗方集》。

膝骨性關節炎

技一　五靈脂10g，製南星、川芎、白芷各5g，冰片3g，松香100g。

技二　樟腦、薑黃各30g，麻黃、三七各10g，75%酒精500毫升。

用法　技一共研細末，用香油、蜂蠟適量調為稀糊狀外敷膝關節疼痛處，敷料覆蓋，膠布固定，每日換藥1次，連續7～10日。

技二密封浸泡7日即成，先用溫開水洗淨患處，而後用棉籤蘸藥液外搽患處。每日3次，6日為1個療程，連續2個療程。

說明　又稱膝退行性關節炎，膝增生性關節炎，老年膝等。技一可活血散寒，通絡止痛。技二可祛風除濕，活血通絡，溫經止痛。

來源　張力群等《中國民族民間外治大全》。

膝關節滑膜炎

技一 炙二烏、五加皮、石菖蒲、白芷、小茴香、威靈仙、花椒、桂枝、製乳香、製沒藥各10g。

用法 共研粗末，裝入布袋中，水煎30分鐘後敷於膝關節處，每日2～3次，10日為1個療程，連續1～2個療程。

說明 以膝關節腫脹、疼痛、壓痛明顯，屈伸受限，局部發熱或皮膚暗紅為主要表現。技一可舒筋活絡，消腫止痛。

來源 張力群等《中國民族民間外治大全》。

痔 瘡

技一 地龍、五倍子各30g，煅龍骨20g。

技二 荸薺500g，紅糖150g。

技三 乾無花果10枚，豬大腸1段。

技四 生杉木根500g。

用法 技一共研細末混勻備用。使用時取藥粉少許塗於痔瘡上，有脫出者再輕輕還納。每日2次，連續5～7日。技二洗淨打碎，加入紅糖煎煮1個小時，飲湯，每日1次。技三水煎服，每日1次。連服1週。技四加水1500毫升，煎至1000毫升，倒入盆中適溫坐浴，每次10分鐘，每日早晚各一次。

說明 技一可收澀固脫。技二治痔瘡出血。

來源 張力群等《民族民間秘驗方集》。

血栓閉塞性脈管炎

技一 土鱉蟲15g，雞血藤100g，紅參鬚、虎杖、桑枝、丹參各30g。

技二 獨活、桑枝各30g，當歸、威靈仙各15g。

用法 技一水煎服，每日1劑，20天為1個療程。

技二水煎取汁，放入浴盆中，待溫時足浴，浸至膝部。每日1劑，每日2次，每次30～50分鐘，10日為1個療程，連續2個療程。

說明 屬中醫「脫疽」、「脫骨疽」範疇。技一可活血化瘀，清熱解毒，利濕止痛。技二可溫經通絡。

來源 張力群等《中國民族民間秘方大全》。

跌打損傷

技一 白雲參、斷節參各60g，草烏（去皮）200g，三七60g。

技二 桃樹枝、花椒枝、桂樹枝、柳樹枝各50g。

用法 技一共研末備用。成人每次服0.01g，未成年人減半。技二共煎水洗患處。每日2次，每次20分鐘。

說明 技一主治跌打損傷，創傷出血，風濕麻木，筋骨疼痛，效果良好。在雲南紅河哈尼族彝族自治州久已慣用，後被紅河州製藥廠製成「虎力散」，名揚海內外。方中草烏為小草烏，有毒，本應外用。但在雲南民間有入藥酒或入藥膳之用，關鍵在炮製（去毒）及劑量。技二為雲南民族民間流傳的「四枝散」，可活血化瘀，舒筋通脈。

適用於跌打損傷、局限腫脹疼痛而表皮未破者。

來源　張力群等《民族民間秘驗方集》。

腱鞘囊腫

技一　徐長卿全草100g，75%酒精250毫升。

用法　浸泡10日即成。使用時先用消毒針將囊腫刺破，而後用消毒棉球蘸藥液濕敷患處，敷料覆蓋，膠布固定，隔日換藥1次，連續1～2個月。

說明　技一可活血化瘀，消腫止痛。

來源　張力群等《民族民間秘驗方集》。

淋巴結炎

技一　白花蛇舌草、魚腥草各50g。

技二　仙人掌適量。

用法　技一水煎兩次，頭煎取汁飲服，二煎取汁足浴（藥汁下次可加溫再洗，每日2～3次）；再將藥渣搗爛為稀糊狀外敷患處。每日1劑，每日換藥1次，連續3～5日。技二洗淨，去皮刺，搗爛，加冰片少許，調勻成泥糊狀，外敷固定。每日換藥1次，連續3～5日。

說明　技一可清熱解毒，消腫散結；技二可活血通絡。

來源　張力群等《中國民族民間外治大全》。

褥　瘡

技一　石膏30g，朱砂、冰片、硼砂各15g。

技二　大黃、黃柏各等量。

用法　技一共研細末，裝瓶備用。局部常規清創後，將本品均勻撒在患處，創面暴露。每日用藥2～3次，至瘡面結痂為止。技二研為細末，局部常規清創後，取藥末均勻撒於患處。每日1次，連續1～2個月。

說明　兩技均可清熱解毒，消腫生肌。

來源　張力群等《中國民族民間外治大全》。

隱翅蟲皮炎

技一　黃柏10g，玄明粉3g。

技二　青黛9份，冰片1份。

用法　技一水煎取汁，待冷卻後用紗布浸取藥液濕敷患處，每日4～6次，每次15分鐘。可清熱解毒，祛風止癢。技二共研細末，裝瓶備用。使用時每次取藥末適量，用米醋調為稀糊狀外搽患處。每日2～3次，連續3～5日。可清熱解毒，涼血止血。

說明　接觸隱翅蟲體內的一種毒素而引起的皮炎，表現為紅斑及膿瘡，自覺灼熱與疼痛。

來源　張力群等《中國民族民間外治大全》。

急性闌尾炎

技一　薏苡仁50g，白芍、丹皮、冬瓜子、生甘草各20g，大黃10～20g。

技二　大黃18g，桃仁2g，丹皮9g，芒硝9g，冬瓜仁30g。

用法 均水煎服，每日3次。

說明 均具有涼血化瘀，清熱除濕之功。一般服用5天可見效。

來源 張力群等《民族民間秘驗方集》。

股骨頭骨骺炎（扁平髖）

技一 生薑、破故紙、蘇木、桃仁各15g，當歸25g，牛膝20g，丹參30g，黃耆50g。

技二 僵蠶、血竭、龍牡、三七、土鱉蟲、桃仁各50g，甜瓜子200g，兒茶、乳沒各25g。

用法 技一水煎服，每日2次。技二研細末，每服6g，每日2次。可用技一湯藥送服。

說明 曾治11例，效果滿意。

來源 張力群等《中國民族民間秘方大全》。

急性腰扭傷

技一 桃仁15g，桂枝、薑黃、威靈仙、骨碎補各12g，大黃、川芎、歸尾各10g。

技二 紅花10g，雞蛋2個，食油適量。

用法 技一水煎分3次服，每日1劑。技二將雞蛋打在碗內，放入紅花攪拌均勻，用油炒熟（不加鹽），頓服，每日1次。

說明 外傷血瘀所致，治宜活血通絡，利氣止痛為主。技二治癒50例，用藥1～3劑。

來源 張力群等《中國民族民間秘方大全》。

骨 折

技一 生梔子、生大黃、蒲公英、地鱉蟲、生木瓜各60g。

技二 當歸、赤芍、紅花、川斷、杜仲、自然銅、乳香、沒藥、羌活、獨活各90g。

技三 乳香、沒藥、炙馬錢子、桂枝、防風、五加皮、地鱉蟲各150g。

用法 技一共研細末，飴糖調後局部外敷，每日換藥1次。技二技三同法炮製，隔日換藥1次。

說明 技一適用於骨折，傷筋初期，止痛消腫。技二適用於中期，接骨強筋。技三適用於後期，舒筋活血。

來源 王學良等《神針妙手奇方》。

類風濕性關節炎

技一 地龍乾、白花蛇舌草各30g。

技二 八角楓30g，蜂蜜適量。

技三 蔥、鹽各適量。

用法 技一共研末，分成4包，每日服1包。技二曬乾研粉，加蜂蜜適量，做成藥丸30粒，每丸含1g生藥，每次服1丸，每天1～3次（從小劑量開始），溫開水送服。技三關節受寒後痛時，將蔥搗爛敷患部，並把炒熱的大粒鹽用布包起來，放在蔥上熱熨即可。

說明 技一技二可交替使用，效果更好。

來源 張力群等《民族民間秘驗方集》。

骨 結 核

技一 皂角刺120g，老母雞1隻。

技二 魔芋1個，桐油20毫升，硼砂3g，冰片3g。

用法 技一雞去毛及內臟，將皂角刺戳滿雞身，放鍋中文火煨爛，去皂角刺食肉喝湯，2～3日吃1隻，連服5～7隻為1個療程。技二在生魔芋塊莖上挖1個洞，倒入桐油，再把硼砂、冰片研末倒入桐油中，蓋上洞口，燒烤20～30分鐘，取油搽患處，每日數次。

說明 技一曾治數例，一般1個療程即癒。技二為回族方，療效明顯，原方無劑量，可根據魔芋大小加減。

來源 張力群等《中國民族民間秘方·外治大全》。

多 囊 腎

技一 太子參、生黃耆、茯苓、澤瀉、桑寄生、石葦各15g，生地、丹皮、黃柏、知母、蒼朮、白朮、白芥子、澤蘭各10g，丹參30g，皂角6g。

技二 炙黃耆60g，炒白朮、赤茯苓、炒苡仁、炒扁豆、車前子、木瓜各30g，懷牛膝25g，補骨脂、大腹皮各20g，炒黨參、丹皮、焦麴各15g，肉豆蔻、絲瓜絡、紅花各10g。

用法 技一兩煎早晚分服，14劑為1個療程。技二水煎服，每日1劑。

說明 兩技均有明顯療效。

來源 張力群等《中國民族民間秘方大全》。

髕骨軟骨軟化症

技一 水蛭、土鱉蟲、紫河車各6g，骨碎補、白芨、血竭各10g，丹參20g，沒藥15g，茯苓、牛膝各25g。

用法 水煎服，每日1劑，5劑為1個療程，如有發熱，膝關節腫脹明顯，技一加「二妙散」服5劑後，症狀如有減輕，發熱退，停服「二妙散」，繼續原方服2個療程。

說明 曾治30例，治癒12例，顯效11例，好轉6例，總有效率為96.67%，均為1～4個療程。

來源 張力群等《中國民族民間秘方大全》。

關節腔積液

技一 葶藶子、白芥子各30g，牛油100g，米醋30g，輕粉3g，黃蠟適量。

技二 白芷適量。

用法 技一將牛油與米醋入鐵鍋內，文火加熱，將葶藶子和白芥子研末放入，熬至不再翻花起沫為度，去渣，兌入輕粉和黃蠟，攪勻備用。用時塗患處，每日1～2次。

技二研細末，每次6g，每日2次，黃酒送服。同時用白酒調白芷末為糊狀，攤紗布上敷患處，隔日換藥1次。

說明 技一曾治55例，總有效率94.5%，多數患者1～2週可癒。

來源 張力群等《中國民族民間秘方大全》。

軟組織損傷

技一 菸絲，酒糟各等量。

技二 蘿蔔，陳醋各等量。

用法 技一共搗爛，外敷患處。用量視患處的大小而定。敷後無需換藥。

技二將蘿蔔洗淨切碎，搗爛如泥，加適量陳醋調勻，用紗布敷於患處，有活血消腫之效。

說明 技一曾治15例四肢及胸腹部軟組織挫傷患者，敷藥後疼痛立即減經，均在1～2日癒。

來源 張力群等《民族民間秘驗方集》。

狹窄性腱鞘炎

技一 生穿山甲7片，大蜘蛛7隻，全蠍7隻，大蜈蚣7條，僵蠶7條，麝香3g，公丁香3g，母丁香3g，冰片、滑石（飛）各3g。

用法 各取淨末，和勻，再研至極細為度。每次用0.3g，將藥粉攤於患處，用膠布覆貼或摻於膏藥上貼敷。5～7日換藥1次。夏秋季可隔日換藥1次。

說明 曾治35例，治癒30例，好轉3例，無效2例。配合局部按摩效果更佳。

來源 張力群等《中國民族民間外治大全》。

腦 積 水

技一 龜板15g，代赭石10g，鹿角膠、羚羊角、牛

膝、忍冬藤、絡石藤各6g，麝香0.2g。

用法　前7味加水1000毫升，用文火煎至250毫升，服時加入麝香，分5～10次服完。2日1劑，3～7劑為1個療程。

說明　曾治小兒先天性腦積水11例，均獲顯著療效。

來源　張力群等《中國民族民間秘方大全》。

顱內血腫

技一　紅參、蒼朮、柴胡各10g，車前子30g，白朮、荊芥炭、丹參、炒山楂、石菖蒲各15g，甘草5g。

用法　水煎早晚分服，每日1劑。連服4～6劑為1個療程。

說明　高燒者加知母、生石膏；便秘者加枳實、大黃；小便閉塞者加白茅根；嘔吐有痰涎者加法半夏、羌活；煩躁易怒者加炒山梔。

來源　張力群等《中國民族民間秘方大全》。

小腿潰瘍（臁瘡）

技一　桑根白皮60g，桐油100g。

技二　黃柏、明礬各15g。

用法　技一取新鮮的粗桑樹根一段，刮去表皮，取內層白皮浸桐油中泡2天後，搗爛成餅備用。先用淡鹽水洗淨瘡面後，將桑皮餅放置在瘡面口上，紗布覆蓋固定。每日1換，一般5～7日即可痊癒。

技二加水500毫升煎至200毫升後溫敷，每日2次。

說明 技一曾治25例，有效率90%以上。技二適用於慢性皮膚潰瘍久治不癒者。

來源 張力群等《中國民族民間外治大全》。

淋巴結核（瘰癧）

技一 枇杷核10～20g。

技二 穿心蓮10g，夏枯草20g。

技三 生半夏10g，醋適量。

用法 技一杵碎，水煎服，每日2次。

技二兩煎藥液早晚分服，每天1劑。

技三洗淨，研末加醋適量，放置在砂鍋內煮沸，使成糊狀。清洗創面，塗糊包紮，每天換藥1次。

說明 技二可用於肺結核，結核性胸膜炎等。技三對頸淋巴結核有特效。

來源 張力群等《中國民族民間秘方大全》。

腹 外 疝

技一 老絲瓜1個。

技二 荔枝核100g，川棟子100g，小茴香50g。

技三 吳茱萸、蒼朮各12g，丁香3g，白胡椒12粒。

用法 技一在瓦上焙乾後研粉，每次6g，早晚飯前用熱酒送下。

技二烘炒乾燥後，研末服用。每次日20g，1目3次，小兒逐減，用溫開水送服。

技三用文火焙乾，研成細末，瓶裝備用。每次3～

4g，用麻油調成糊狀，敷於臍疝上面，覆以消毒紗布，繃帶固定，隔日換藥。

說明　技一不適用於嵌頓疝。技二治療疝氣效果顯著。技三曾治10例嬰兒臍疝，經兩年多觀察，未復發。

來源　張力群等《中國民族民間秘方大全》。

肝膿腫

技一　龍膽草、敗醬草、蒲公英各40g，白頭翁、冬瓜仁各20g，丹皮、黃芩、梔子、澤瀉各12g，鬱金、生地、當歸各15g，薏苡仁18g，柴胡、桃仁各10g，甘草6g。

用法　每日1劑，水煎早晚服。

說明　清熱解毒，降低體溫後，再養胃補脾。

來源　張力群等《中國民族民間秘方大全》。

雷諾病

技一　羌活、防風、川芎各40g，桂枝、威靈仙各30g，川烏、白芥子、麻黃各20g。

技二　肉桂15g，白芨、樟腦各10g，50%酒精100毫升。

用法　技一水煎取汁放入浴盆中，先薰患肢，待溫度適宜時浸洗患處，每日2次，每次30分鐘。每日1劑，連續3～4週。可溫經通絡，活血散寒。

技二密封浸泡1週即成。使用時用棉籤蘸藥液外搽患處，每日2～3次。可散寒止痛。

說明　又稱肢端動脈痙攣症。具有皮膚出現蒼白或發紺或潮紅的典型症狀（受寒或情緒波動）。好發青壯年婦女，上肢比下肢多見，位於諸指（趾），幾乎都是雙側性。

來源　張力群等《中國民族民間外治大全》。

小兒肌性斜頸

技一　菊花、紅花各30g，細辛、當歸、川芎、桂枝各10g。

用法　研為粗末，裝入枕中，睡覺時墊在患側頸部，以糾正斜頸畸形。可活血通絡。

說明　多數可在6個月消失。不消失者引起斜頸畸形，常需手術治療。

來源　張力群等《中國民族民間外治大全》。

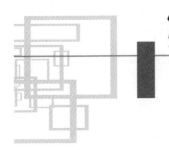

第三編
婦 產 科

痛　經

技一　紅糖50g，月季花6g，綠茶3g。

技二　當歸、吳茱萸、乳香、沒藥、肉桂、細辛各50g，樟腦3g。

用法　技一加水300毫升煮沸5分鐘，分3次於飯後服。每日1劑，用於血瘀經痛。技二先將當歸、吳茱萸、細辛、肉桂（研末）共水煎兩次，濃縮煎液，混入溶於適量95%乙醇的乳香，沒藥液，烘乾後研細末加樟腦備用。經前3天取藥粉3g，用黃酒調外敷臍中，藥乾則調換1次。經行3天後取下。每月1次，直至治癒或僅有微痛為止。

說明　技二曾治62例，治癒48例，有效11例，無效3例。病程最短者3個月，最長者17年。

來源　張力群等《中國民族民間秘。外治大全》。

經前期緊張症

技一　黃耆、黨參各20～40g，製附子10～20g，白朮、茯苓各15g，甘草9g。

用法　兩煎濾液兌勻，分早晚服，每日1劑。

說明 症狀如緊張、壓抑、易怒、失眠、煩躁、頭痛、腹脹、水腫、疲勞、乳房脹痛等。

來源 張力群等《民族民間秘驗方集》。

月經過多

技一 當歸、赤芍、熟地黃、澤蘭、卷柏、柏子仁、牛膝、桃仁、丹參各9g，川芎、香附各6g，紅花3g。

技二 蓖麻仁30g，蓖麻葉2張。

用法 技一兩煎藥濾液兌勻，早晚分服，每日1劑。

技二共搗為糊狀，外敷於肚臍，百會穴，敷料覆蓋，膠布固定。每日換藥1次，至血停為止。

說明 技一用於血經不調，週期延長，血瘀型。

技二可祛風止血，適用於經行如崩，對功能性子宮出血，月經過多均有佳效。

來源 張力群等《中國民族民間秘方大全》。

子宮內膜異位症

技一 桃仁、紅花、川芎、赤芍各10g，柴胡、枳殼各8g，三棱、莪朮各12g，茯苓15g，桂枝、甘草各6g。

用法 水煎分2～3次口服，每日1劑，10日為1個療程。寒凝明顯者，加炮薑、當歸各10g，吳茱萸8g；肝氣不舒加香附、元胡各10g；病情較重者，可配服少量孕激素。

說明 曾治46例，其中痊癒32例，顯效8例，無效3例，復發3例。總有效率為89.95%。

來源　張力群等《民族民間名醫方精選》。

盆 腔 炎

技一　紅藤、敗醬草、蒲公英各30g，紫花地丁、野菊花、金銀花各20g。

技二　當歸、蒲公英、銀花、丹參、紅藤各15g，野菊花20g，赤芍12g，三棱、莪朮、紅花各10g。

用法　以上兩技均為灌腸使用。即兩煎去渣，濃縮至100毫升，37度藥溫保留灌腸3小時。每日1次，10次為1個療程，月經期暫停。

說明　技一曾治慢性盆腔炎50例。痊癒38例，顯效7例，有效4例，無效1例。技二曾治172例，治癒124例，好轉48例，總有效率為100%。

來源　張力群等《中國民族民間外治大全》。

宮頸糜爛

技一　黃柏、蒲黃、甘草、雄黃各0.6g，薄荷、龍膽草各0.3g，青黛、冰片各0.9g，生石膏3g，珍珠粉0.1g。

技二　蔥白1根，五倍子粉、黃連粉各5g，雄黃粉1g。

用法　技一研細過120目篩，瓶內備用。擴陰消毒後用噴粉器將藥粉均勻地噴於患部。每天1次，用7天為1個療程。技二共搗為糊狀，用紗布包成藥栓，外繫一小線，納入陰道，線留於外。每日一換，用7次，連續14～21日。可清熱解毒。

說明　技一曾治30例，治癒4例，好轉17例，有效9

例。用藥期間忌性生活、辛辣食物及避月經、妊娠。

來源 張力群等《中國民族民間外治大全》。

慢性宮頸炎

技一 苦參200g，蛇床子150g，黃柏、白礬、地膚子、五倍子、艾葉、土茯苓各120g，花椒60g，黃連40g。

技二 紫草50g，黃柏、兒茶各20g，冰片3g，香油500毫升。

用法 技一水煎過濾去渣，沖洗外陰及患處。

技二如法製取紫草油。用蘸滿紫草油的帶線棉球擦宮頸及其周圍，並放置於陰道深處。24小時後取出。隔日1次，7次為1個療程。

說明 技二治療期間禁性生活，行經停用藥，一般2個療程可癒。

來源 張力群等《中國民族民間外治大全》。

滴蟲性陰道炎

技一 地膚子、蛇床子各30g，苦參20g，艾葉15g，風化硝（另包烊化）15g。

技二 苦參、百部、明礬、川椒、蛇床子各10～15g

用法 技一加水700毫升，煎至500毫升，去渣，納入風化硝烊化待用。每日換用藥液沖洗陰道2次，再用紗布蘸藥液後塞陰道後穹窿處，2小時後取出，連續用藥7天。技二水煎取汁坐浴後足浴。每日1次，連續10次。若陰部破潰者，則去川椒。

說明　技一效果顯著，一般用藥4～6次即癒，隨訪未見復發。技二可殺蟲止癢。

來源　張力群等《中國民族民間外治大全》。

眞菌性陰道炎

技一　藿香、士茯苓、蛇床子、貫眾各30g。

用法　加水1000毫升，煎沸後取藥液置便盆或痰盂內，等溫度適宜時先薰後洗。每天1～2次，連續7天為1個療程，一般2個療程即可。月經淨後治療較為適宜。

說明　由白色念珠菌引起的陰道炎症。曾治118例，經1～2個療程痊癒78例，有效34例，無效6例。

來源　張力群等《民族民間名醫方精選》。

老年性陰道炎

技一　苦參、生百部、蛇床子、地膚子、白鮮皮、紫荊皮各30g，龍膽草、川黃柏、川花椒、蒼朮、枯礬各10g。

技二　蛇床子30g，生百部、地膚子、白蘚皮、龍膽草、川椒、黃柏、苦參各15g。

用法　技一煎煮10～15分鐘，先薰後洗，每日1劑，早晚各1次，10日為1個療程。亦可用長線藥棉球於坐浴後塞入陰道並於次晨取出。技二同法水煎後帶渣薰洗，早晚各1次，每劑用1～2日。

說明　技二曾治140例，總有效率96.4%，平均治癒時間6～12天。對滴蟲性陰道炎亦有良效。

來源 張力群等《民族民間名醫方精選》。

更年期綜合徵

技一 生地、紫草、桑寄生、鉤藤（後下）、製香附、生麥芽各15g，仙靈脾、炒當歸各10g。

技二 決明子、紫地榆、桑枝（帶皮）各20g。

技三 糯米50g，小麥、靈芝各60g。

用法 技一水煎分2次服，每日1劑。技二用1000毫升水煎20～30分鐘，剩半時即可飲用。可連服3～4個月。技三洗淨，靈芝切成小塊用紗布包好，共煮成粥，加白糖食用。每日1次，共5～7次。

說明 技一曾治35例，年齡為43～57歲，其中絕經前期7例，絕經期3例，絕經後25例。結果治癒者24例，好轉者10例，無效者1例。

來源 張力群等《民族民間名醫方精選》。

輸卵管阻塞

技一 當歸、白芷、炒赤芍、五加皮、追地風、透骨草、艾葉、香附各300g，千年健、羌活、獨活、製乳香、製沒藥、桂枝、血竭、紅花、紫蘇各200g。

用法 共研細末，每用250g，裝入布袋內，蒸透熱慰兩側少腹，每日1次，以冷卻為度。每袋藥可連續使用10天，再更換新藥。

說明 為不孕症的常見原因之一。表現有下腹悶脹痛或不適，月經失調等症狀。

來源　張力群等《中國民族民間外治大全》。

壓力性尿失禁

技一　菟絲子、益智仁、枸杞子、補骨脂、黃耆、杜仲、鎖陽、知母、黃柏、當歸各20g，龜板30g，陳皮、白芍、牛膝各10g。

用法　兩煎去渣兌勻，分服，每日1劑。

說明　腹壓增加時，如咳嗽、大笑、噴嚏，用力提物，改變體位，大聲講話、排便等，尿液不隨意地自尿道口流出，是婦女常見的泌尿科疾病。

來源　張力群等《民族民間名醫方精選》。

妊娠中毒症

技一　玄參、鈎藤（後下）、石決明各20g，丹參赤芍、葛根各15g，土牛膝10g。

用法　兩煎去渣兌勻，分服，每日1劑。

說明　還可用於高血壓水腫。

來源　張力群等《民族民間名醫方精選》。

妊娠劇吐

技一　赤石脂30g，法半夏、青黛各10g。

用法　加水濃煎，調入蜂蜜60g，徐徐溫服。每次飲一口，半天內服完1劑。

說明　一般均停用其他一切藥物和方法。

來源　張力群等《民族民間名醫方精選》。

先兆流產

技一 當歸20g，阿膠（烊化沖服）、川芎、白芍各10g，白朮、艾葉各15g。

用法 水煎服，每日1劑。5劑為1個療程，連服至症狀消失。

說明 氣血虛弱型者，加黃耆20g，大棗5枚；腎虛型者，加桑寄生10g，續斷12g；血熱型者，加黃芩10g，生地15g。並停用其他治療，臥床休息，避免情緒緊張，禁性生活。曾治120例，總有效率為93%，平均2個療程。

來源 張力群等《民族民間名醫方精選》。

人流擴宮

技一 人參20g，當歸12g，黃耆、益母草各30g，乳香6g，赤石脂、川芎、牛膝各10g。

用法 水煎服，每日1劑。擴宮前3天開始服用。

說明 可減經受術者痛苦，縮短手術時間。

來源 張力群等《民族民間名醫方精選》。

預防產後出血

技一 黑荊芥9g，炮薑炭3g，鮮白芽根9g，陳藕節7個。

用法 水煎，加三七粉4.5g，沖服。

說明 分娩後24小時以內，失血量超過400毫升者。

來源 張力群等《民族民間名醫方精選》。

產後尿瀦留

技一　生薑30g，豆豉10g，食鹽5g，連鬚蔥1根。

用法　共搗爛如泥狀外敷於肚臍處，包紮固定。並時時用熱水袋熱慰，經10～30分鐘，小便即可通暢。可溫陽化氣。

說明　好發於第二產程長的產婦。

來源　張力群等《中國民族民間外治大全》。

產後缺乳

技一　當歸、川芎、桔梗、通草、王不留行各10g，黃耆20g，路路通15g

用法　水煎服。另用豬蹄1支，煎湯入藥同服。每日1劑，煎兩次，早晚分服。

說明　產後乳汁甚少或全無稱為「缺乳」，亦稱乳汁不行。多見於新產之後，少數人哺乳期亦可發生。

來源　張力群等《民族民間名醫方精選》。

乳汁淤積症

技一　瓜蔞、炮山甲各10g，當歸9g，乳香、沒藥各6g，通草3g，甘草6g。

用法　水煎服，每日1劑。

說明　該症易形成乳腺炎。

來源　張力群等《民族民間名醫方精選》。

新生兒破傷風

技一 全蠍1.5g，僵蠶、蟬衣、膽南星、鈎藤各6g，鮮紅骨蓖麻根15g。

技二 蟬蛻、天麻、全蠍、僵蠶各3g，鈎藤2g，天南星1g，麝香0.1g（研末，分3次沖服）。

用法 技一水煎濃縮藥汁80～100毫升，每2小時鼻飼5毫升。技二兩煎藥液，去渣，兌勻，分服。每天1劑。

說明 又稱七日風，常因接產時新生兒臍帶消毒處理不當引起。技一曾治191例，治癒189例。

來源 張力群等《中國民族民間秘方大全》。

新生兒顱內出血

技一 太子參3g，黃耆、熟地、炮山甲、茯苓各5g，丹參4g。

用法 水煎服，每日1劑。

說明 指少量出血，因難產、窒息、血管脆弱引起。

來源 張力群等《中國民族民間秘方大全》。

新生兒硬腫症

技一 艾葉100g。

用法 加水3000毫升，煎沸後再煎10分鐘，裝入熱水瓶備用。每天用藥湯浸浴2次，用至好轉為止。

說明 又稱新生兒皮脂硬化症。

來源 張力群等《中國民族民間秘方大全》。

女性不孕症

技一　酒炒當歸、製香附、狗脊、炒川斷、菟絲子、仙靈脾、炒牛膝、炒莪朮各9g，炒赤芍、焦白朮各6g，炙桂枝、炒延胡索各1.5g，炮薑炭、茴香各2.4g，煨木香3g。

技二　柴胡6g，白芍、赤芍、澤蘭、益母草、雞血藤、牛膝、劉寄奴、蘇葉、生蒲黃、女貞子、覆盆子、菟絲子、杞子各10g。

用法　技一每日1劑，水煎服。

技二每日1劑，水煎分3次服，每月6～9劑。即月經期第一天開始，連服3～4劑；第13天開始連服3～4劑。或服藥3劑，停藥7天，再服3劑。

說明　技一用於流產後多年不孕，月經正常，唯臨經下腹脹痛覺冷，腰酸肢軟，大便不實等。

技二用於月經錯後、稀髮、血量少或閉經。檢查證實為不排卵或卵巢功能不良者。

來源　張力群等《民族民間名醫方精選》。

女性性功能障礙

技一　桂枝15g，白芍、龍骨、牡蠣各18g，炙甘草6g，生薑3片、大棗3枚。

技二　生地30g，炙百合、牡蠣、鈎藤各12g，知母、半夏、茯苓、遠志、竹茹各9g，膽星6g。

技三　黨參、黃耆、炒棗仁各15g，當歸、茯神、遠

志各10g，白芍12g，熟地18g，白朮、生薑各9g，木香、陳皮、甘草各6g，大棗6枚。

用法 均每日1劑，水煎分3次服。

說明 技一用於陰陽不調，心腎不交，陰道乾澀，性交疼痛引起的性功能障礙。技二用於女性夢交。證見失眠，膽怯、常入幻境，如見鬼神者。技三用於同房發痙症（心肝血虧）。證見每逢同房時女方則突然出現不省人事，頸項及四肢強直，呼之不應，片刻漸醒等。

來源 張力群等《民族民間名醫方精選》。

帶 下 病

技一 黃耆、黨參、白朮、茯苓、棗仁、當歸各10g，遠志、甘草各6g，木香3g，龍眼肉30g。

技二 石榴花30g。

用法 每日1劑，水煎分3次服。技一擇淨，放入藥罐中，加清水適量，浸泡5～10分鐘後，水煎取汁，先薰後坐浴，再足浴。每日2～3次，每次10～30分鐘。

說明 技一用於濕熱下注，色黃如膿，量甚多，小腹脹痛，大便秘結等。技二適用於赤白帶下。

來源 張力群等《民族民間名醫方精選》。

月 經 病

技一 黨參12g，焦白朮、茯苓、當歸、川芎各9g，赤芍、炙甘草各3g，大棗3枚。

技二 益母草60g，夏枯草30g。

用法　技一每日1劑，水煎分3次服。

技二共研細末，加清水適量調為膏狀，外敷於雙足心湧泉穴。每日1換，連續3～5日。

說明　技一用於血虛經閉不行。技二可清熱活血，適用於月經不調，提前或錯後，或臍腹痛拌血塊。

來源　張力群等《民族民間名醫方精選》。

外陰瘙癢

技一　黨參、炙黃耆、當歸、白芍、茯神、炒棗仁、知母、炒黃柏、澤瀉各9g，遠志6g，炙甘草4.5g。

技二　茵陳、苦參各30g。

用法　技一每日1劑，水煎分3次服。

技二水煎取汁，先薰後坐浴，最後再足浴。每日2次，每次15～30分鐘，每日1劑，連續5～7日。

說明　技一用於肝鬱脾虛，每次月經來潮，陰癢難忍，食慾不振，失眠等。技二可清熱解毒，利濕止癢。

來源　張力群等《民族民間名醫方精選》。

外陰白斑症

技一　炙黃耆、黨參各30g，白朮15g，升麻、當歸、白果、薏仁各10g，陳皮6g，炙甘草、柴胡各7g。

技二　蛇蛻、蜈蚣各250g。

用法　技一水煎服，每日1劑。技二共為細末，每次服10g，早晚各1次，白開水送下。

說明　技一連服7劑後顯效，半月痊癒。

來源 張力群等《中國民族民間秘方大全》。

胎動不安症

技一 酒當歸、焦白朮、白芍、白茯苓、鹽澤瀉、酒續斷、桑寄、菟絲子、大腹皮各9g,酒川芎、紫蘇葉、陳皮各6g。

技二 續斷6g,杜仲12g,抽筋草6g。

用法 技一每日1劑,水煎服。早晚空腹時各服1次,連服3劑。服9劑後仍未轉正常者,改用其他辦法。

技二每日1劑,水煎分3次服,連服6日。

說明 技一為益氣養血轉胎之法;技二用於宮冷胎動不安。

來源 張力群等《中國民族民間秘方大全》。

子宮脫垂（陰挺）

技一 生枳殼200g,益母草250g。

技二 香蕉花60g。

技三 五味子12g,升麻6g。

技四 黃耆10g,升麻5g。

用法 技一每早取枳殼10g煎服,每晚臨睡前取益母草50g煎服,連服5日。技二用落地之花,炒黃存性,研細末,每日2次開水送服3g。技三研為細末,用薑汁調糊貼於雙足心湧泉穴及臍下三寸關心穴。每日1換。技四研為細末,用米醋適量調糊貼於雙足心湧泉穴,每日換藥1次,連續7～10日。

說明　技一可連用15日。技二適用於輕度子宮脫垂。技三可補腎益氣，適用於腎虛型子宮脫垂。技四可補中益氣，適用於氣虛型子宮脫垂。

來源　張力群等《中國民族民間秘‧外治大全》。

宮 外 孕

技一　當歸、丹皮、香附、台烏藥、橘核、荔枝核各9g，赤芍12g，木香3g，甘草6g。

技二　大黃、黃芩各15g，桃仁、土鱉蟲、赤芍各10g，蒲公英25g，元胡15g。

用法　技一每日1劑，水煎分3次服。技二每日1劑，水煎分3～4次服。

說明　對於不穩定型，包塊型，採用活血化瘀、止痛、破堅散結之法治療。技二曾治數例，最長服21劑後痊癒。

來源　張力群等《中國民族民間秘方大全》。

外陰血腫

技一　柴胡、丹皮、梔子仁、茯苓、白朮、乳香、沒藥、穿山甲各10g，當歸、赤芍各12g，水蛭6g，甘草梢5g。

用法　每日1劑，早晚2次煎服，3劑為1個療程。

說明　曾治外來暴力所致血腫30例，痊癒者3劑10例；6劑15例；9劑5例；治癒率100%。

來源　張力群等《中國民族民間秘方大全》。

卵巢囊腫

技一 熟地、鹿角膠、當歸、菟絲子、肉桂、白芥子、麻黃、炒桃仁、三棱、莪朮、海藻、陳皮、夏枯草、乳香、沒藥各20g。

技二 生黃耆12g，生地黃15g，生山藥18g，白花蛇舌草15g，玄參12g，三棱6g，莪朮6g，雞內金15g，水蛭5g，天花粉15g，牛膝10g，桃仁6g，血竭3g。

用法 技一水煎每日2次，每次服50毫升，連服10日。

技二水煎每日1劑，早晚服。注意血竭兌服，雞內金宜炒黃搗碎，湯藥沖服。

說明 技一曾治24例，痊癒14例，顯效4例，有效3例，無效3例。一般連服30～40劑。

技二曾治5～6公分大的卵巢囊腫多例，連服20劑，腫塊消失。

來源 張力群等《民族民間名醫方精選》。

外陰潰瘍

技一 當歸、川芎各6g，杭菊、白朮、柴胡各9g，茯苓、梔子、甘草各3g。

技二 珍珠15g，輕粉3g，爐甘石(水飛)9g，冰片2g。

用法 技一水煎每日1劑，可連服3～10劑。

技二研成極細末，用油調膏，敷藥前先用高錳酸鉀坐浴，再將藥膏塗於患處。

說明　曾治7例癒。上兩技可交替使用，痊癒平均時間為25.6日。

來源　張力群等《民族民間名醫方精選》。

乳頭皸裂

技一　白芨、生豬油各適量。

技二　雞蛋2個，蜂蜜25毫升。

用法　技一將白芨研細過篩，用生豬油調敷。

技二製取蛋黃油後，加入蜂蜜調勻，將患處洗淨後取本品外搽，每日4次。若乳頭潰爛或化膿不宜用。

說明　技一可活血潤膚，技二適用於燥熱甚而疼痛劇的乳頭皸裂症。

來源　張力群等《中國民族民間外治大全》。

避　孕

技一　何首烏60g，茜草根70g。

技二　馬尾松（嫩尖）9根，白茅根30g。

用法　技一久煎成濃汁。飯前或飯後兌酒，每次5毫升內服。技二用5寸長嫩尖共煎，每日1劑，連服5個月，可避孕3年。

說明　技一可在月經期服2～3劑，據說還有絕育作用。技二在月經乾淨後服。兩技曾用多例顯效。

來源　張力群等《民族民間秘驗方集》。

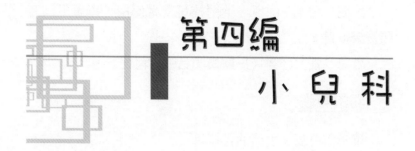

第四編

小 兒 科

猩紅熱

技一 馬勃6g，雙花、板藍根各9g。

用法 共為細末，每日3次，白開水送服4至5日。1～2歲每次0.3～1g；3～5歲每次1～1.5g。

說明 係溶血性鏈球菌所致。主要是由空氣飛沫傳播，多流行於春季，多為2～8歲的患兒。

來源 張力群等《中國民族民間秘方大全》。

嬰兒肝炎綜合徵

技一 白毛藤、金錢草、丹參各10g，茵陳、梔子各9g，大黃3g。

用法 兩煎去渣兌勻，分服，每日1劑。

說明 由肝炎病毒感染而引起，主要表現為黃疸。

來源 張力群等《中國民族民間秘方大全》。

麻 疹

技一 鮮芫荽、鮮蔥白各30g，鮮雞蛋1個。

技二 綠升麻、葛根、滿天星各15g。

用法 技一雞蛋連殼煮熟，取蛋白與芫荽，蔥白一起用紗布包裹，趁熱由上至下揩擦全身。技二水煎服，1～3歲每服10～20毫升；4～6歲每次服20～30毫升。

說明 技一適用於麻疹初期。技二已應用數百人，效果良好。

來源 張力群等《中國民族民間秘方大全》。

水　痘

技一 大黃50g，黃芩20g，蒲公英、金銀花、白鮮皮各30g，芒硝100g，明礬、冰片各8g。

技二 金銀花、連翹、蒲公英、土茯苓、黃芩、薏苡仁各10g，防風、紫草、大青葉各8g，蟬衣6g。

用法 技一每日1劑，水煎分2次外洗，並用棉籤輕搽患痘瘡之處。

技二每日1劑，水煎分2次服。發熱甚，口渴、舌紅絳、苔黃燥，加生石膏30g、生地10g、丹皮8g。

說明 技一、二為小兒水痘及多種病毒性感染之有效方劑。曾治300餘例，有效縮短病程，迅速緩解症狀。

來源 張力群等《民族民間名醫方精選》。

百日咳

技一 代赭石（打碎先煎）30g，焙蜈蚣、炒黃耆各30g，苦杏仁、百部、製半夏、白茯苓各10g，陳皮8g，甘草5g。

技二 紅糖、白糖、香油、蜂蜜各5g。

用法 技一水煎2次，濃縮成100毫升，再加入冰糖20g溶化，分3～4次溫服，每日1劑。1歲以下患兒劑量減半，或1劑分2日服。

技二烊化後服之，每日1次，連服3天。

說明 技一曾治53例，治癒49例，無效（指連服6劑以上者）7例。多數服藥3～5劑痊癒。

技二一般服後頓咳停止，3～5次治癒。

來源 張力群等《民族民間名醫方精選》。

流行性腮腺炎

技一 穿山甲、乳香、沒藥、赤芍、生大黃、連翹、梔子、大青葉、夏枯草、板藍根各1份，五靈脂5份。

技二 苦蕎麵適量，酸醋適量。

用法 技一共研為細末，蜂蜜調成膏狀，冷卻後攤在紗布上，敷於腮腫部位，每30～36小時換藥1次。

技二調敷患處，每日1次，6次為1療程。

說明 技一曾治315例，敷藥1次治癒者53例，2次治癒者223例，3次治癒者39例。

來源 張力群等《中國民族民間外治大全》。

細菌性痢疾

技一 黃連、黃柏、白頭翁、秦皮各5g，白芍、木香各3g，肉桂、熟附子、乾薑、甘草各1g。

技二 三棵針5g，拳參3g，陳皮2g。

用法 技一兩煎去渣兌勻，分服，每日1劑。技二水

煎分3次服，每日1劑。

說明 用於小兒急性菌痢，大便膿血，裡急後重，腹痛，肛門灼熱。

來源 張力群等《民族民間秘驗方集》。

阿米巴痢疾

技一 白頭翁、秦皮、黃連、黃芩、黃柏、黨參、白芍藥、肉桂、木香各15g，乾薑、甘草、陳皮各5g。

技二 白頭翁、五倍子、鴉膽子、紫丹參各15g，鹽膚木子、地榆各7g。

用法 兩煎去渣兌勻，分服，每日1劑。技二共研細末，每日3次，每次0.3g，開水送服。

說明 幼兒若發生暴發型，伴嚴重中毒症狀，高熱脫水等。應送醫院治療。

來源 張力群等《民族民間名醫方精選》。

鼠傷寒沙門氏菌腸炎

技一 雞內金、白扁豆、車前子、辣蓼各10g，山藥、白尤、五味子、甘草、茯苓各5g。

用法 水煎服，每日1劑。

說明 感染主要透過食物傳播，主要症狀為發熱、腹瀉、嘔吐、膿血便。可發生於任何年齡。以2歲以內者占半數以上。

來源 張力群等《民族民間名醫方精選》。

輪狀病毒胃腸炎

技一 葛根、黃芩、茯苓各10g，厚朴、陳皮、甘草各5g。

用法 兩煎去渣兌匀分2次服，每日1劑。

說明 多見於嬰幼兒，以嘔吐、腹瀉、水樣便、發熱為主要臨床表現。一般腹瀉可達10～20餘次，半數患兒早期有呼吸道症狀。

來源 張力群等《民族民間名醫方精選》。

血吸蟲病

技一 烏梅30g，柴胡15g，黃連、白芍、大黃各13g，黨參10g，黃柏、細辛、附塊、桂枝各5g，川楝子13g，乾薑8.5g，花椒3g，雄黃5g（另包隨湯送服）。

技二 石蒜4粒，蓖麻子40粒。

用法 技一每日1劑，水煎分4次口服。技二共搗爛，外敷雙側湧泉穴。

說明 技一曾治急性血吸蟲病42例，全部臨床症狀消失，飲食、精神恢復正常。其中最短用藥4日，最長14日。治療過程中未用任何西藥。技二用於該病的頑固性腹水及腹內有痞塊者，一般敷10小時後尿量增加。

來源 張力群等《民族民間名醫方精選》。

藍氏賈第鞭毛蟲病

技一 雄黃0.6g，吳茱萸、檳榔各9g。

用法　雄黃裝膠囊吞服，另用吳茱萸、檳榔水煎服。

說明　又名腸梨形鞭毛蟲病。

來源　張力群等《民族民間名醫方精選》。

蛔蟲性腸梗阻

技一　大黃、芒硝、枳實、厚朴、烏梅、乾薑、細辛、蜀椒、黃芩、檳榔、苦楝皮各10g，甘草5g。

用法　兩煎去渣兌勻，分服，每日1劑。

說明　也有少量蛔蟲刺激導致腸痙攣而發生梗阻。

來源　張力群等《民族民間名醫方精選》。

原發性血小板減少性紫癜

技一　當歸15g，遠志、甘草、龍眼肉、白朮各10g，木香、人參各6g，酸棗仁、茯苓各15g，黃耆25g。

說明　技一為歸脾湯加減。

來源　張力群等《民族民間名醫方精選》。

喘憋性肺炎

技一　牛黃6g，黃連18g，川貝28g，珍珠粉3g，麂香1g，冰片0.5mg。

用法　將黃連、川貝先研細，再入餘藥共研勻，瓶裝密封，勿令洩氣、備用。小兒每次1～1.5g，白開水送服，每日3次。

說明　由於小兒肺炎高熱不退，咳嗽喘憋、煩躁不安等。

來源 張力群等《民族民間名醫方精選》。

小兒肺炎

技一 鈎藤、天竺黃、萊菔子、僵蠶、黃芩、地龍乾、知母各5g，全蠍、大黃、車前子、麻黃各4g，生石膏24g，木通3g。

技二 石膏30g，白蘿蔔250g。

用法 技一水煎2～3次後合併藥液，水煎分3次內服，每日1劑。病重者每日2劑。如因發熱較甚，大黃、石膏可以重用；如咳嗽、氣喘太甚者，麻黃、地龍乾可稍重用。技二石膏加清水浸泡20分鐘後，文火煮沸15分鐘，再將蘿蔔放入，煮沸，去渣，取汁倒入浴盆中足浴。每次15分鐘，每日3次，每日1劑，連續5劑。

說明 技一曾治166例。症狀消失者：2日17例，3日41例，4日71例，5日20例，6日17例。技二可清熱宣肺，適用於小兒肺炎咳喘。

來源 張力群等《民族民間名醫方精選》。

毛細支氣管炎

技一 麻黃　白芥子各2g，細辛1g，杏仁、紫菀、炙冬花、法半夏、僵蠶、萊菔子、陳皮、桑白皮各6g，甘草3g。

技二 黨參、防風、白芷、黃耆、蒼朮、白朮各等量。

用法 技一水煎服，每日1劑。技二研為細末，裝入布袋中，紮緊，置於肚臍處，固定。每月貼敷1～2次，每

次一週左右。可補肺固表。

說明　多發於6個月至3歲的嬰幼兒，冬春發病，以喘憋為主要臨床特徵。

來源　張力群等《民族民間名醫方精選》。

哮　喘

技一　炙麻黃3～5g，杏仁6～9g，生石膏（先煎）15～30g，細辛2～3g，乾地龍6～9g，生甘草3g。

技二　桃仁60g，杏仁6g，山梔子18g，胡椒3g，糯米5g，雞蛋清適量。

用法　技一水煎2～3次合併藥液，分3次服，每日1劑。技二共研細末，以雞蛋清調為軟麵團狀，分作4份，敷貼於雙足湧泉穴及足背相對部位，固定後12小時去藥，隔12小時可做第二次治療，連續3～5次。

說明　技一曾治56例，顯效果37例，好轉18例，無效1例。技二可止咳平喘。

來源　張力群等《民族民間名醫方精選》。

哮喘持續狀態

技一　蟾蜍1隻，陳皮、半夏、白胡椒各9g。

用法　將蟾蜍去頭和內臟，再將白胡椒、半夏、陳皮置其腹內，用棉線縫牢，外用黃泥包裹，置火上燒焦，去泥研粉，備用。每日3次，每次3～9g，溫開水送服。

說明　哮喘日久，遇寒而作，呼吸困難，張口抬肩等。

來源　張力群等《民族民間秘驗方集》。

哮喘性支氣管炎

技一 生石膏20g，桑白皮、杏仁、黃芩、冬瓜子各10g，麻黃、皂莢各6g，甘草3g。

用法 兩煎去渣兌勻，分服。每日1劑。

說明 多見於2歲以下虛胖小兒，可有濕疹或過敏史。

來源 張力群等《民族民間名醫方精選》。

喘息性支氣管炎

技一 麻黃、桂枝、僵蠶各3g，白芍、五味子、法半夏、蘇子、黃芩各4g，石膏8g，乾薑、甘草各2g，細辛全蠍各1g。

用法 以上為2歲用量，隨年齡增減而酌增減用量。水煎2次，少量多次餵服，每日1劑。7天為1個療程。

說明 多為1~3歲幼兒，常繼發於上呼吸道感染後。

來源 張力群等《民族民間名醫方精選》。

病毒性上呼吸道感染

技一 藿香、青蒿各10g，香薷6g，野菊花15g。

技二 淡豆豉、炒牛蒡子、僵蠶各12g，蟬衣、荊芥、前胡、桔梗各5g，薄荷3g（後下）。

用法 技一研為細末，製成沖劑，每日服15g。開水沖服，每6小時1次。技二每日1劑，水煎分2次溫服。

說明 技一曾治177例，其中風熱型感冒有效率為92.85%；風寒性感冒有效率為94.55%；風寒挾濕型感冒有

效率為80%。

來源　張力群等《民族民間名醫方精選》。

上呼吸道感染致發熱

技一　青黛5～10g，黃芩5～25g，茯苓5～20g，黨參（或太子參）5～30g，柴胡、薄荷各3～9g，前胡、羌活、獨活各3～10g，桔梗、甘草各3～6g。

用法　每日1劑，每劑煎水100～250毫升，分3～5次服完。

說明　藥物劑量及煎汁量依年齡增減。

來源　張力群等《民族民間名醫方精選》。

預防小兒反覆呼吸道感染

技一　防風、白朮、黃耆、桔梗各5g，槐花4g，甘草3g。

技二　黨參、防風、白芷、黃耆、蒼朮、白朮各等量。

用法　技一水煎服，每日1劑。技二研為細末，裝入布袋中紮緊，置於肚臍處，固定。每月貼敷1～2次，每次一週左右，可補肺固表。

說明　本病是小兒機體抵抗力低下所致。

來源　張力群等《民族民間名醫方精選》。

咳　嗽

技一　百部、射干、款冬花、枳殼、紫菀、沙參、黃耆、白朮、防風、甘草各3g～10g。

技二 吳茱萸10g，法半夏6g。

用法 技一每日1劑，水煎分2次口服。技二共研細末，用陳醋調為糊狀，外敷雙足心湧泉穴，棉布包紮固定，每日1換，連敷3～5日，可化痰止咳。

說明 技一曾治200例。治癒164例，顯效31例，無效1例。技二若伴喉間痰鳴者，可加風化硝10g，其效尤佳。

來源 張力群等《民族民間名醫方精選》。

小兒支氣管炎

技一 杏仁、前胡、紫蘇子各9g，桔梗、葶藶子各6g，麻黃3g。

用法 兩煎去渣兌勻，分服，每日1～2劑。

說明 用於急性支氣管炎。

來源 張力群等《民族民間名醫方精選》。

口腔黏膜燙傷

技一 生石膏、硼砂各25g，人中白、青黛、黃連、乳香、沒藥各10g，冰片3g。

用法 共為極細末，以少許塗患處，每日3～4次。

說明 用於小兒口瘡，口角糜爛。

來源 張力群等《民族民間名醫方精選》。

鵝 口 瘡

技一 青黛3g，兒茶、黃連、黃柏、人中白各2g，冰片1.5g，粉龍骨、蘆薈各1g。

技二　板藍根10g。

用法　技一共為極細粉，塗撒患處，每日3次。

技二水煎取汁，外擦患處，每日3～5次，連續2～3日。可清熱解毒，涼血消腫。

說明　由白色念珠菌感染，侵犯口腔黏膜引起。

來源　張力群等《中國民族民間外治大全》。

疱疹性口腔炎

技一　玄參、板藍根、蟬蛻各5g，枳殼、桔梗、牛蒡子、梔子各3g，牡丹皮、射干、茯苓、甘草、燈芯、薄荷各1g。

用法　兩煎去渣兌勻，分服，每日1劑。

說明　由單純疱疹病毒引起，冬春季節較多見。

來源　張力群等《民族民間名醫方精選》。

小兒嘔吐

技一　生地黃9g，米酒適量。

技二　生薑適量。

用法　技一將生地黃切細，浸於酒中，待藥味浸出時，用藥酒塗於患於足心處，每日數次，以痊癒為止。

技二搗爛裝入布袋內，置小兒胃脘部，上放熱水袋1～2小時，每日2～3次，直至病癒。

說明　技一適用於小兒寒性嘔吐。技二可溫胃止嘔，適用於小兒各種嘔吐。

來源　張力群等《中國民族民間外治大全》。

嬰兒腹瀉

技一 黃芩10g，鮮桃樹葉（嫩葉）、白芍、烏梅各5g。

技二 吳茱萸2～3g。

用法 技一水煎分3次服，每日1劑。

技二搗碎，用水浸泡後均勻置於2塊紗布上，用膠布固定於兩側足心，2～3日後取下。可溫中健脾。

說明 技一曾治小兒濕熱腹瀉40例。治癒37例，好轉3例。一般用藥2～3劑，即可治癒或好轉。

來源 張力群等《民族民間名醫方精選》。

病毒性腸炎腹瀉（秋季腹瀉）

技一 茯苓6g，防風、陳皮、訶子、藿香、竹茹、柴胡各4g，荊芥、厚朴、澤瀉、山楂、神麴、麥芽、甘草各3g，吳茱萸1g。

技二 雲南白藥粉1g。

用法 技一兩煎去渣兌勻，分服，每日1劑。技二加60%～70%酒精適量調為糊狀，敷於肚臍處，外用傷濕止痛膏固定。每日換藥3～4次，連續3日（亦可用黃連素片2粒，研為細末，同法操作）。

說明 技二適用於急性腸炎腹瀉及嬰幼兒秋冬季腹瀉。

來源 張力群等《民族民間名醫方精選》。

小兒假膜性腸炎

技一 茯苓、炒薏苡仁、藿香、炒穀麥芽各10g，炒

蒼朮、煨葛根各6g，陳蒼米45g。

用法 水煎2次取藥液400毫升，棄藥渣，再將藥液置鍋內入陳蒼米，煮至湯稠，取湯分6～8次餵服。每日1劑，2日為1個療程。

說明 發熱者，可加蘇葉10g；嘔吐者，可加薑半夏10g、陳皮6g；腹脹者，可加煨木香6g，炒萊菔子10g；尿少者，可加車前子10g、澤瀉10g；大便熱臭者，可加炒黃芩6g，金銀花炭12g；大便腥臭者可加煨肉蔻3g、乾薑6g；大便酸臭者，可加焦山楂10g。用該方治療小兒病毒性腸炎124例，其中痊癒108例，好轉10例，無效6例。總有效率為95.16%。

來源 張力群等《民族民間名醫方精選》。

直腸脫垂

技一 紅參10g（另燉），升麻10g，炙黃耆80g，烏梅3個。

用法 將升麻、炙黃耆、烏梅加水600毫升，煎至250毫升，取汁，再加水300毫升，煎至100毫升，兩煎藥液混合參湯分早、晚兩次口服。

同時用外洗方：烏梅、五倍子各20g，銀花、黃柏各30g，加水3000毫升，文火煎約1小時，取汁2500毫升，坐浴肛部，每日早、晚各1次。

說明 曾治14例，治癒11例，有效3例。服藥一般5～10劑獲效，最多者16劑。

來源 張力群等《民族民間名醫方精選》。

小兒心律失常

技一　靈磁石60g（先煎），黃耆、玉竹各30g，苦參、丹參各15g，甘草2g。

用法　兩煎藥液去渣兌勻，分服，每日1劑。

說明　用於心律不規則、心悸、胸悶、心前區不適，饑餓感。

來源　張力群等《中國民族民間秘方大全》。

過早搏動

技一　丹參、黨參各30g，紫石英、生地黃各30g，麥門冬、川芎各15g，連翹10g，炙甘草9g，桂枝6g。

用法　兩煎去渣兌勻，分服，每日1劑。

說明　用於室性早搏，心律失常。

來源　張力群等《中國民族民間秘方大全》。

兒童腦動脈閉塞症

技一　黃耆、太子參、川芎、赤芍、枳實、生地各10g，木香6g，水牛角20g，全蠍3g，水蛭5g。

用法　水煎服，每日1劑。

說明　表現有頭暈、嘔吐、失語、失明、偏癱、感覺障礙、耳鳴、耳聾、共濟失調、眼球震顫等腦血流循環障礙，造成腦組織缺血缺氧的狀況。

來源　張力群等《中國民族民間秘方大全》。

急性腎炎

技一　生地 12～24g，通草 3～6g，竹葉、甘草各 6g，白茅根 30g，石葦 12～20g，車前子（包）、澤瀉各 10～20g，黃芩 6～15g。

技二　阿膠 9g，仙鶴草、蒲黃炭各 9g，三七末 4.7g。

用法　技一加水 500 毫升，浸泡半小時，煎 2 次，各煎成 100 毫升，兌服早晚各 100 毫升。若血尿明顯者，加藕節 7 個；發熱者，加金銀花 12～20g，連翹 10～15g。技二阿膠烊化，三七末沖服，餘藥水煎服，每日 1 劑，分 2 次服。

說明　技一曾治 26 例，其中服藥 3 劑治癒者 3 例，6 劑 12 例，8 劑 7 例，10 劑 4 例。技二一般 10 劑可癒。

來源　張力群等《民族民間名醫方精選》。

重症腎性高血壓

技一　荊芥、防風、生地黃、木通、竹葉、甘草、金錢草、石葦各 10g，萹蓄、瞿麥、車前子、白花蛇舌草各 20g。

用法　兩煎去渣兌勻，分服，每日 1～2 劑。

說明　起病急，發熱惡寒，眼瞼浮腫，小便如洗肉水，血壓升高，乏力。

來源　張力群等《民族民間名醫方精選》。

小兒腎性血尿

技一　旱蓮草、大薊、小薊、白芨、白茅根各 15g，

藕節炭、蒲黃炭、仙鶴草各12g，茜草10g。

用法 水煎服，每日1劑，14天為1個療程。

說明 包括各種原發性及繼發性腎小球腎炎和單純性血尿。

來源 張力群等《民族民間名醫方精選》。

難治性尿蛋白

技一 黨參、黃耆、白朮各20g，陳皮、大腹皮、冬瓜皮、生薑皮、防風、赤小豆各10g。

技二 桂枝、澤瀉、茯苓各50g。

用法 技一兩煎去渣兌勻，分2～3次服。每日1～2劑。技二水煎去渣取汁，放於浴盆中，待溫度適可時，將患兒雙足放入藥液中足浴。每次10～30分鐘，每日2次，每日1劑，連續7～35日。

說明 技一主治尿蛋白，脾虛濕盛，面色不華，微腫，食少倦怠，小便少，大便溏。技二可溫陽化氣，健脾利濕，適用於腎病綜合徵水腫，尿少。

來源 張力群等《民族民間名醫方精選》。

重症肌無力

技一 黃耆30g，黨參20g，白朮、當歸、升麻、柴胡各10g，五爪龍20g，甘草6g。

用法 每日1劑，水煎分2次服。

說明 為慢性自身免疫性疾病，係神經肌肉交接處傳遞功能障礙所致。曾用技一治療233例，治癒110例，顯

效94例，好轉28例，無效1例。總有效率為99.6%。

　　來源　張力群等《民族民間名醫方精選》。

小兒血管瘤

　　技一　牙硝、明礬、青礬各150g，砒石、斑蝥、水銀各100g，食鹽75g，鴉膽子油汁、百草霜各50g。

　　用法　研末溶成糊狀，將藥均勻塗於患處。

　　說明　曾治89例，痊癒68例，明顯緩解12例，無效9例，總有效率為90%。

　　來源　張力群等《民族民間名醫方精選》。

兒童精神發育不全

　　技一　炒棗仁、柏子仁、茯神、黃精各10g，枸杞子、川芎、當歸、丹參各6g。

　　用法　水煎服，每日1劑。

　　說明　表現為智力及社會適應能力低下。

　　來源　張力群等《民族民間名醫方精選》。

小兒多動症

　　技一　石草蒲、梔子、半夏、白附子各10g，牛黃清心丸1粒（沖服）。

　　用法　兩煎去渣兌勻，分服。每日1劑。

　　說明　以男孩為多見，7歲以前起病。病程6個月以上。以行為（如動作過多），性格的改變，注意力不集中，情緒波動為突出症狀。但智慧一般正常。

來源 張力群等《民族民間名醫方精選》。

異 食 癖

技一 黃耆20g，白扁豆、山藥、伏龍肝各12g，黨參、茯苓、白芍、山楂、神麴、麥芽各9g，甘草5g。

用法 兩煎去渣兌勻，分服，每日1劑。

說明 與鋅缺乏及營養不足有關，寄生蟲病患者也有異食癖。

來源 張力群等《民族民間名醫方精選》。

厭 食 症

技一 炒神麴、炒麥芽、焦山楂各10g，炒萊菔子6g，炒雞內金5g。

技二 蔥白1根，生薑3片，小茴香10g。

用法 技一共研細末，加澱粉1～3g，用白開水調成糊狀，臨睡前敷於患兒臍上，再用繃帶固定，次晨取下，每日1次，5次為1療程。不癒者，間隔一週再行第2療程。技二共搗爛，外敷於肚臍處，每日1換，連續5～7日，加消食導滯和胃。

說明 技一曾治122例，痊癒65例，顯效34例，有效21例，無效2例，總有效率為98.4%。

來源 張力群等《民族民間名醫方精選》。

遺 尿 症

技一 黨參、沙參、白朮、生地、桑螵蛸、仙鶴草、

覆盆子各9g，當歸、菖蒲各6g，遠志4.5g，五味子3g，生牡蠣30g。

技二　龍骨50g，紅皮雞蛋1個。

用法　技一少量頻服，兩煎濃縮至100毫升，每日服3次，每次20毫升，7日為1個療程。

技二先將龍骨加水500毫升煎湯煮荷包蛋1個，吃蛋喝湯，每日1次，臨睡前服，10日為1療程。

說明　技一曾治40例，其中痊癒者22例，有效12例，無效6例。技二曾治20例。痊癒16例，好轉4例。

來源　張力群等《民族民間名醫方精選》。

神經性尿頻症

技一　炙麻黃3～5g，杏仁、桔梗各4g，炒白朮、陳皮各9g，石菖蒲、遠志各6g，覆盆子10g，五味子、炙甘草各3g。

技二　硫黃90g，大蔥根7支。

用法　技一濃煎成60～80毫升，少量頻服，每日1劑。技二共搗為泥，每晚睡前敷在肚臍上，1劑用兩個晚上。

說明　技一曾治25例，其中治癒19例，好轉4例，無效2例。技二曾治30餘例，效果良好。

來源　張力群等《民族民間名醫方精選》。

小兒發熱

技一　柴胡、黃芩各10g，連翹、金銀花各15g，牛蒡

子、薄荷各5g。

技二 柴胡10g。

用法 技一畏寒者，加荊芥、防風各10g；頭痛者，加白芷、蔓荊子各8g；嘔吐者，加藿香、竹茹各5g；身痛者，加葛根等。技二研為細末，加清水適量調為稀糊狀，外敷肚臍處，敷料覆蓋，膠布固定，每日換藥1次，連續2～3日，可升陽解鬱，解表清熱。

說明 技一曾治61例，痊癒52例，好轉7例，無效2例。

來源 張力群等《民族民間名醫方精選》。

腸病性肢端皮炎

技一 太子參、茯苓、白扁豆各10g，焦三仙各6g，炒蒼朮、防風各5g，黃連、白鮮皮、白芷、甘草各3g。

用法 水煎服，每日1劑，分2次服用。

說明 一種少見的遺傳性疾病，有脫皮、腹瀉、口腔周圍發紅水疱，膿疱性濕疹樣損害，四肢則有大疱性或疣狀角化過渡性斑塊。

來源 張力群等《民族民間名醫方精選》。

皮膚念珠菌病

技一 黃柏、大黃、黃芩、甘草、地膚子各30g，赤芍、川椒各20g。

用法 煎水洗患處，每日3次。

說明 常發生於軀體皺褶部位和頸前、肛周、腹股溝

等處。皮膚潮紅，有針頭大丘疹，丘疱疹、水泡，繼而糜爛，滲液和結痂，肛周的臀部發展成不規律的大小片狀病變。

來源　張力群等《民族民間名醫方精選》。

小兒凍傷

技一　生甘草30g，桂枝15g。

用法　投入暖水瓶中，加入沸開水灌滿，2小時後即可使用。睡前半小時倒入臉盆內，先薰洗後泡洗患處。每晚1次，重者中午加洗1次。1劑藥加水使用2次，3劑為1個療程。

說明　用於1～2度凍傷，如紅斑性凍傷，水疱性凍傷等。

來源　張力群等《民族民間名醫方精選》。

摩擦性苔蘚樣疹

技一　黃柏30g，馬齒莧15g。

用法　煎水洗患處，每日2次。

說明　又名兒童摩擦性皮炎，好發於四肢，尤其是肘膝部的苔蘚樣皮疹。

來源　張力群等《民族民間名醫方精選》。

濕　疹

技一　苦參20g，大黃15g，皂刺15g，白鮮皮10g，冰片6g。

技二 黃柏、枯礬、艾葉炭各50g。

用法 技一共研過篩後備用。乾粉撒於患處或用陳醋調塗，1日2次。

技二共研細末，醋調敷患處。每日2次。連續6日。

說明 技一5～10日痊癒。技二對乾、濕型均有效，曾治14例，2～3次痊癒。

來源 張力群等《中國民族民間外治大全》。

乳兒禿髮

技一 鮮側柏葉24g，羊躑躅花（剪碎）、川花椒地鱉蟲各12g，75%酒精200～250毫升，鮮骨碎補適量。

用法 共研末（除鮮骨碎補外）置玻璃內，加入75%酒精，密封浸泡7～10日即成。先用鮮骨碎補切片反覆擦患處，擦至局部皮膚潮紅微有刺痛感時，再用棉籤蘸上藥酊塗擦患處，每日早晚1次。

說明 用於斑禿、脫髮。

來源 張力群等《中國民族民間秘方大全》。

小兒流涎

技一 吳茱萸3份，膽南星1份，陳醋適量。

技一 二吳茱萸10g。

用法 技一兩藥混勻研末，每取15g，用陳醋調勻外貼足心湧泉穴（男左女右）後固定。每晚1次，連續3～5次。可溫脾攝涎。

技二研為細末，用米醋適量調為稀糊狀，外敷於肚臍

處固定。每日換藥1次，連續3～5日。可溫中健脾。

說明　多見於3歲以內的小兒，嚴重者可致糜爛。若因出牙而引起者，不屬病態。

來源　張力群等《中國民族民間外治大全》。

小兒驚風

技一　桑葉9g，鈎藤、僵蠶各6g。

技二　菊花30g，石菖蒲20g，防風12g，青蒿6g，薄荷、牛黃、羚羊角、黃連、白芍各3g。

用法　技一水煎3次，合併藥液。分4次服。

技二共研細末，加凡士林或麻油適量調為稀糊狀，外敷於足心，肚臍和囟門穴後固定。每日1換。可清熱開竅。

說明　技一疏風散熱，息風止痙。

技二適用於小兒慢驚風。

來源　張力群等《中國民族民間外治大全》。

小兒夏季熱

技一　香薷、藿香、佩蘭、荊芥、蘇葉、蒲公英、金銀花、車前草各30g。

用法　水煎取汁，放入浴盆中，趁熱薰洗患兒全身。每日2～3次，每日1劑，連續2～3日。

說明　可芳香化濕，疏風清熱。適於6個月～2歲嬰幼兒，長期發熱不退，口渴、多飲、多尿、少汗等。

來源　張力群等《中國民族民間外治大全》。

小兒舞蹈病

技一　生石決明、鉤藤、僵蠶、白芍、獨活、防風、茯苓各10g，甘草5g。

技二　杭白芍、大生地、苡仁各25g，茅蒼朮、西秦艽、威靈仙各13g，淮牛膝、嫩鉤藤、宣木瓜各10g，嫩桂枝6g，生龍骨20g。

用法　技一水煎服，每日1劑。並針刺大椎、風池、合谷、太衝、陽陵泉，平補平瀉，隔日1次。

技二水煎服，每日1劑。

說明　為風濕性腦炎的特殊類型。可發生於身體的任何部分，特別是上肢，先一側，然後延及對側。中醫認為因風邪引起肝風所致。

來源　張力群等《中國民族民間秘方大全》。

佝 僂 病

技一　生梔子、五倍子各6份，杏仁、大黃各2份，冰片1份。

技二　棉花根50g，黃耆10g。

用法　技一共研細末，裝瓶備用。用時取適量，加蔥1～3根搗爛，加蛋清調為稀糊狀，外敷雙足心、湧泉穴固定，每晚1次，連續7～10日。技二水煎取汁，放入浴盆中，趁熱洗浴。每晚1次，2日1劑，連續7～10劑。

說明　技一可清熱消積，用於佝僂病多汗，煩躁不安，納差食少，大便秘結。技二可收斂止汗。

來源　張力群等《中國民族民間外治大全》。

新生兒硬腫症

技一　黨參、當歸、茯苓、赤芍、白芍、丹參、黃芩各6g，雞血藤、野菊花各9g。

技二　韭菜1500g或香菜1500g。

用法　技一水煎服，每日1劑。

技二洗淨，切細，加少量溫開水搗爛榨汁，加開水2000毫升，保持水溫在45度左右，將患兒浸泡其中，進行全身擦浴。每次15～20分鐘，直至硬腫消失。可溫陽活血，消腫止痛。

說明　是新生兒常見的一種寒冷損傷綜合徵。

來源　張力群等《中國民族民間秘方大全》。

小兒營養不良

技一　胡黃連、焦甘草、廣木香各2.4g，醋炒五穀蟲、神麴、焦白朮、炒扁豆各9g，青皮、陳皮各4.5g，佛手柑3g。

技二　黨參、炒白朮、茯苓、當歸身、酒白芍、炒神麴、炒雞內金、檳榔各3g，淮山藥6g，炒麥芽5g，陳皮炒枳實、炙甘草各2g。

用法　均每日1劑，水煎服。

說明　又名單純性消化不良和小兒結核。中醫稱小兒疳積，病在脾胃。多見於5歲以下兒童。

來源　張力群等《民族民間名醫方精選》。

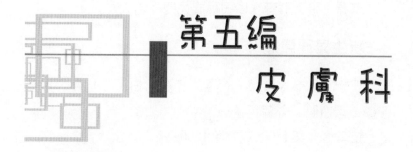

帶狀疱疹

技一 當歸、川芎、羌活、防風各9g，龍膽草、山梔子、重樓各15g，土茯苓30g，大黃、甘草各6g。

技二 青柿或馬齒莧適量。

技三 仙人掌適量。

用法 技一水煎2～3次後合併藥液，分早晚2次內服，每日1劑。忌食辛辣，魚腥之物。

技二洗淨，搗爛取汁外擦患處，每日3～5次，連續2～3日，可清熱解毒，除濕斂瘡，活血消腫。

技三洗淨，切碎搗爛，加冰片粉及清水適量拌匀，外敷患處固定。每日換藥1次。療程及功效同技二。

說明 是由水痘病毒引起的皮膚病，沿身體一側周圍神經呈帶狀分佈的成群水疱，伴神經痛和局部淋巴結腫大。技一曾治10餘例，效果滿意。

來源 張力群等《民族民間秘驗方集》。

壞疽性帶狀疱疹

技一 魚腥草、板藍根、大青葉、黃耆、續斷各

30g，虎杖、枸杞子、紫草各15g，黃連10g，黃芩25g，龍葵、元胡、山萸肉、骨碎補各20g，甘草8g。

用法　水煎服，每日1劑，14日為1個療程。

說明　初次或原發性感染為水痘，常見於兒童，再次感染為帶狀疱疹，多見於成人。易發生帶狀疱疹後遺疾病如神經痛可持續數月之久難以治癒。

來源　張力群等《民族民間名醫方精選》。

扁 平 疣

技一　薏苡仁、大青葉、板藍根、牡蠣粉各30g，敗醬草、夏枯草各15g，赤芍10g。

技二　木賊、紫草各50g，香附25g。

用法　技一水煎2次合併藥液為300毫升，分早晚2次口服。餘藥渣再煎成1000毫升，薰洗患處15～20分鐘。每日1劑，7日為1個療程，可治5個療程。

技二水煎去渣取汁500毫升，再用文火濃縮至200毫升，用棉籤塗擦每個疣體，5日為1個療程。

說明　技一曾治50例，痊癒35例，顯效12例，無效3例。多數在第2療程見效，3～4療程顯效或痊癒。技二一般在第1個療程後顯效。

來源　張力群等《民族民間名醫方精選》。

尋 常 疣

技一　菊花15g，蒲公英、大青葉、薏苡仁各30g，馬齒莧10g，土茯苓25g。

技二 雞內金1枚。

用法 技一兩煎去渣兌匀，分3次服。技二用新鮮雞內金揉擦患部，每日數次。

說明 技二流傳於納西族民間，獻方人曾治癒兩例，稱對皮膚良性小贅生物亦有效。

來源 張力群等《中國民族民間秘方大全》。

膿疱疱（黃水瘡）

技一 五倍子10g，枯礬、滑石、青黛各5g，冰片2g，75%酒精100毫升。

技二 苦杏仁適量。

用法 技一共研細末，再用酒精調成糊劑。先除去膿痂，再塗於皮損上，每天3次。技二火炙成炭存性。研成細末。用香油調糊塗患處，每日1次。一般3～4次脫痂。

說明 技一曾治43例癒，治癒平均5～8日。技二曾治40例，痊癒36例，好轉4例。

來源 張力群等《中國民族民間外治大全》。

毛 囊 炎

技一 藤黃15g，苦參10g。

用法 研為細末，浸泡於75%酒精200毫升中，5～7日即可使用。每日擦藥2～3次。

說明 曾治50例。痊癒42例，好轉6例，無效2例。療程最短7日，最長25日。

來源 張力群等《民族民間秘驗方集》。

念珠菌病

技一　土槿皮、川椒、白鮮皮、黃柏、黃芩、甘草各30g。

用法　水煎洗患處，每日2次。

說明　由白色念珠菌引起的急性或亞急性皮膚、黏膜或內臟疾病。有丘疱疹、水疱等皮膚病變。

來源　張力群等《民族民間秘驗方集》。

體　癬

技一　川椒、硫黃各32g。

用法　先將川椒焙乾後再與硫磺共研為細末，裝入瓶內備用。用時，以生薑斷面蘸藥粉搓擦患處3～5分鐘，每日早、晚各1次，晚上洗澡後再擦藥。

說明　曾治72例，治後皮損，瘙癢完全消失，觀察3個月未見復發者56例；治癒股癬16例，未再發作。

來源　張力群等《民族民間秘驗方集》。

花　斑　癬

技一　五倍子30g，硫黃20g，白附子10g，枯礬15g。

用法　共研細末，用醋調如糊狀備用。用時先清洗皮損，後用黃瓜蒂（也可用生薑片）蘸藥稍用力塗擦患處，每日2次，連用10日後改為每日擦1次，連用兩週即可。

說明　俗稱汗癬，一種慢性淺表性黴菌病。

來源　張力群等《民族民間秘驗方集》。

手 癬

技一 大風子、木鱉子、皂角子各20個，白鮮皮、苦參各30g，皂礬、雄黃、荊芥、防風各15g，食醋2.5公斤。

用法 用醋浸泡上藥24小時後將患肢浸入，每次30分鐘，每日2次，連續1個月。藥液乾後再加醋。

說明 用於丘疹和水疱，但糜爛型禁用。

來源 張力群等《民族民間秘驗方集》。

足 癬

技一 明礬、生地榆、花椒、黃柏、苦參、白芨、百部各50g，紅花30g。

技二 苦參、菊花各60g，蛇床子、銀花各30g，白芷、黃柏、地膚子、石菖蒲各20g，射干、胡黃連、白鮮皮各15g。

用法 技一皮膚開裂嚴重者加爐甘石、橡皮各50g；濕熱重者，加蒼朮、薏苡仁、丹參各30g。水煎約20分鐘後，取液1500毫升，再加醋50毫升，食鹽30g，每日浸泡患處1次，每次30分鐘。

技二水煎，每晚睡前先薰後洗患部，每劑藥可用3日。

說明 俗稱「腳氣」、「香港腳」、「鵝掌風」。技一曾治39例，治癒35例，好轉3例，無效1例。

來源 張力群等《民族民間名醫方精選》。

酒　糟　鼻

技一　水銀、冰片、樟腦、紅粉各3g，大麻仁、核桃仁各50g。

技二　密陀僧60g，玄參、硫黃各30g，輕粉24g。

用法　技一先將大麻仁和核桃仁搗爛，後加餘藥再搗細拌勻，密封備用。每晚睡前塗藥後用紗布包紮固定，次晨除掉。7日為1個療程。如無不良反應可繼續治療2～3個療程。技二共研細末，加白密適量調勻，裝瓶備用。使用時以棉籤塗藥外擦患處。早晚各1次，連續1～2個月。可解毒止癢。

說明　技一曾治26例，治癒16例，顯效9例，無效1例。總有效率為96.15%。

來源　張力群等《民族民間名醫方精選》。

皮膚黑變病

技一　當歸12g，川芎5g，益母草、澤蘭、白芷各9g，荊芥穗、羌活各6g，柴胡4.5g，蟬蛻3g。

技二　當歸、益母草、藁本、製香附、牛膝、荊芥穗各9g，川芎3g，紅花、白芷各6g，柴胡4.5g。

用法　均每日1劑，水煎分3次服。技一用於面部黑斑。技二用於面部出現蝴蝶狀黑斑，逐漸發展至兩頰部為重。

說明　發生於面部的青灰至深灰色的色素沉著性皮膚病。由於色素代謝障礙所致。

來源 張力群等《民族民間名醫方精選》。

魚 鱗 病

技一 生黃耆50g，黑芝麻40g，丹參、地膚子各25g，當歸、生地、熟地、枸杞子、何首烏、白鮮皮20g，生山藥、苦參、防風各15g，川芎、桂枝、蟬蛻、甘草各10g。

技二 蒼朮1000g，當歸90g，白鮮皮60g。

用法 技一為2日用量，煎3次，分成4份，每日早、晚各服1次。初春、深秋和冬季加麻黃、威靈仙各15g。

技二水煎分3次取汁，文火收膏，加蜂蜜250g，調膏。每日服2次，每次1匙，開水沖化服。

說明 是一種較常見的角化障礙性遺傳病。特點是皮膚發乾而粗糙，鱗屑多似魚鱗。

來源 張力群等《民族民間名醫方精選》。

疥 瘡

技一 硫黃20g，苦參15g，貫眾15g，蒼朮、五倍子各12g。

技二 苦參20g，蒼朮、蟬蛻、僵蠶、當歸、赤芍、紫草各10g，千里光、土茯苓、生地、首烏各15g，蚤休9g，丹皮12g。

用法 技一共研細末，去粗存細，用生豬油100g調搗泥，以布包裹，烘熱出油，趁熱擦患處，每日數次。

技二每日1劑，水煎分2次服。皮膚感染有膿疱，膿

痂者加銀花、龍膽草各15g，黃芩、川柏各12g。

說明　技一曾治56例痊癒。其中用藥一週者40例痊癒，二週者11例痊癒。

來源　張力群等《民族民間名醫方精選》。

凍　瘡

技一　桂枝50g，紅花、附子、荊芥、紫蘇葉各20g。

技二　當歸、川芎、紅花、防風、荊芥、羌活、獨活、白芷各5g。

用法　技一水煎冷卻後浸泡患部，每日3次，每次20～30分鐘，1劑用3日。

技二蒸餾取液250毫升，將藥渣與莞花、甘草各30g同煎過濾，與蒸溜液混勻即成。每日蘸取藥液洗擦患處3次，不可內服。

說明　技一曾治57例，痊癒51例，顯效5例。無效1例（用藥5日後未見效果）。

來源　張力群等《民族民間名醫方精選》。

寒冷性多形紅斑

技一　桂枝、紅花、黨參、黃耆、丹參、桃仁、當歸各9g，附子、陳皮各6g。

用法　水煎服，每日1劑。寒重者可加乾薑、炙甘草各6g。

說明　表現為紅斑、丘疹、水疱的急性炎症皮膚病。

來源　張力群等《民族民間秘驗方集》。

生漆皮炎（漆瘡）

技一　紫花地丁、麻黃、甘草各20g。

技二　水冬瓜樹（赤楊）內皮100g。

用法　技一水煎，薰洗患處。每日1～2次。技二水煎外洗，每日3次，連用3日。

說明　生漆主要成分是漆酚，具有高度致敏性。

來源　張力群等《民族民間秘驗方集》。

玫瑰糠疹

技一　生槐花、生地黃、白茅根、雞血藤各30g，丹皮、紫草根、赤芍各15g。

用法　水煎服，每日1劑，分2次服。

說明　圓形或橢圓形玫瑰紅或黃紅色鱗屑斑。

來源　張力群等《民族民間秘驗方集》。

稻田皮炎

技一　韭菜葉、洋蔥、香椿各適量。

用法　搗爛取汁外擦患處，每日3次。

說明　稻田作業所致皮炎。

來源　張力群等《民族民間秘驗方集》。

變應性結節性皮膚血管炎

技一　地骨皮30g，生地、龜板、鱉甲、黨參、黃耆、山藥各15g，紫草、丹皮、南沙參、北少參、麥冬、

白朮各 10g。

技二　土茯苓 50～100g。

用法　技一水煎服，每日 1 劑。技二加水 500 毫升，煎至 200 毫升，臨睡前用紗布蘸藥液濕敷患處 30 分鐘，每日 1 次，連續 7～10 日。可活血通絡，消腫止痛。

說明　因感染或藥物過敏引起的皮膚小血管炎。技二適用於藥物性靜脈炎。

來源　張力群等《民族民間名醫方精選》。

慢性濕疹

技一　蒼朮、白朮、豬苓各 12g，澤瀉、苦參各 9g，白鮮皮、生地各 30g，車前子、茯苓各 15g，厚朴、陳皮各 6g。

技二　青葉膽、刺黃連各 30g，龍膽草 150g，七葉一枝花 15g。

用法　技一每日 1 劑，水煎分 3 次服。技二加水煎泡，每日 1～2 次，外洗患處，每次 15～20 分鐘。

說明　技一用於濕熱內蘊，濕重於熱。證見皮膚起皮疹、瘙癢、搔破後流黃水等。

來源　張力群等《中國民族民間秘方大全》。

手掌脫皮

技一　兒茶、白礬、樟腦各 120g。

技二　丁香 25g，白鮮皮 20g。

用法　技一前兩藥研末，溶於 600 毫升水中，再溶樟

腦於50毫升酒精中，混勻後塗擦患處。

技二　先泡白鮮皮於淘米水中5日，丁香溶於300毫75%酒精中3～7日後，兩液混勻塗患處，每日2次。

說明　因單純性汗瘡所致。是一種濕疹樣反應。

來源　張力群等《中國民族民間外治大全》。

蕁麻疹

技一　蔥白。

用法　技一15條切碎，水煎熱服。外用蔥白20條切碎，水煎局部溫敷。

說明　曾治100例，全部治癒。其中用藥1日者23例，2日者32例，3日者28例，4～8日者17例。隨訪初次復發的2例，反覆發作的5例。

來源　張力群等《民族民間秘驗方集》。

慢性蕁麻疹

技一　黃耆50g，何首烏、白鮮皮各20g，苦參15g，杏仁、麻黃各10g。

技二　炙附片（先煎）12g，生大黃　生甘草各6g，當歸、赤芍、白芍、防風各9g，烏梅3g。

用法　技一兩煎去渣兌勻，分服，每日1劑。技二每日1劑，水煎服同時分吞黃連、黃芩、黃耆各10片。

說明　指病期在四週以上仍反覆發作的病例。遇熱或過冷易發，皮膚痛癢灼熱感。風團出現可持續10多小時，多在午後發作。

來源　張力群等《民族民間名醫方精選》。

急性射線皮炎

技一　虎杖50g。

用法　加水200毫升煎至50毫升藥液，用紗布蘸液溫洗患部，每日4～6次。

說明　常為應用射線治療惡性腫瘤所引起。技一曾治90例，病程最短3日，最長10日，總有效率95.8%。

來源　張力群等《民族民間名醫方精選》。

銀屑病（牛皮癬）

技一　白花蛇舌草50g，丹參、磁石、赭石、煆牡蠣各30g，白蒺藜、白芍各20g，丹皮、紫草、決明子各12g。

技二　蒲公英、板藍根、蚤休、白花蛇舌草各15g，三棱、莪朮、龍膽草各10g，甘草6g。

用法　技一每日1劑，水煎分2次服。舌苔厚黃膩者加黃柏15g、蒼朮10g；癢甚者加白鮮皮15g。

技二水煎服，每日1劑，28日為1個療程。

說明　技一曾治3例，均痊癒，平均8～40日。

技二曾治51例，痊癒26例，好轉22例，無效3例。

來源　張力群等《民族民間名醫方精選》。

系統性硬皮病

技一　赤小豆30g，南沙參、麥門冬、天門冬、杏仁、薏苡仁、生地黃、金銀花各15g，桑葉、連翹各10g。

用法 兩煎去渣兌勻，分服，每日1劑。

說明 是一種結締組織病，特點是皮膚失去彈性而硬化，繼而出現萎縮和色素變化。以20～50歲的成人多見。

來源 張力群等《民族民間名醫方精選》。

瘙癢症

技一 當歸20g，黃耆30g，荊芥、黃芩各20g，黨參、沙棘果各25g，香附15g，艾葉、麻黃、陳皮各10g，大棗10枚、細辛5g。

技二 荊芥、防風、苦參、絲瓜絡、蛇床子、當歸各30g。

用法 技一水煎服，日服3次，每次藥量為 200毫升。技二水煎取汁，放入浴盆中洗浴。每次10～20分鐘，每日2～3次，每日1劑，連續5～7日。可活血通絡，祛風止癢。

說明 技一曾治36例，痊癒25例，有效8例，無效3例。技二多用於老年性皮膚瘙癢症。

來源 張力群等《民族民間名醫方精選》。

神經性皮炎

技一 紅花、桃仁、杏仁、生梔子各等量。

技二 黃柏50g，食用醋精200毫升。

用法 技一共研為末，加入適量冰片後，用凡士林或蜂蜜調成稠糊狀。使用時攤餅敷臍固定，每日換藥1次。

技二密封浸泡5～7日即成。使用時每日早晚用棉籤蘸

藥擦1次，連續7～10日。

說明　技一曾治90例，痊癒77例，好轉13例。敷藥最少1次，最多14次，平均4次即可收效。技二因高濃度醋酸的脫水作用，可清熱利濕，消腫散結。

來源　張力群等《民族民間名醫方精選》。

色素性紫癜性皮疹

技一　防風、荊芥、車前草、赤芍、當歸、僵蠶各10g，紫草、茯苓皮12g，黃耆15g，甘草6g。

用法　水煎服，每日1劑。

說明　包括進行性色素沉著病，毛細管擴張性環狀紫癜，色素性紫癜性苔蘚樣皮炎，濕疹樣紫癜等，由毛細管呈動脈瘤樣擴張，破裂，紅細胞外滲所致。

來源　張力群等《民族民間名醫方精選》。

雀　斑

技一　密陀僧、當歸、優質護膚膏各適量。

技二　冬瓜瓤適量。

用法　技一精煉密陀僧研為細末，當歸煎汁，用優質護膚膏作基質備用。每用0.1g～1g藥膏塗於患部，再按摩1～3分鐘，早晚各1次。避日光直射，多吃含維生素C的食物。技二搗爛取汁，塗患處，每日數次。

說明　技一曾治50例，治癒15例，有效34例，無效1例。起效時間最短者為1週。其中1例用藥後局部出現粟粒狀丘疹，停藥3日後消退。

來源 張力群等《民族民間名醫方精選》。

黃 褐 斑

技一 珍珠母30g，雞血藤、青葙子各21g，丹參、茵陳各15g，浙貝母、杭白菊、茯苓各12g，紅花、杭白芍各9g。

技二 白芨、白芷、白附子各6g，白蘞、白丁香（雀類）各4.5g，密陀僧3g。

用法 技一水煎分2次口服，每日1劑。每2週觀察1次，2個月後判定療效。並停用其他內外藥物。技一若熱象明顯者，加丹皮9g、赤芍12g；肝鬱氣滯明顯者，加夏枯草15g、柴胡9g，心煩失眠者，加夜交藤20g、蓮子心10g；月經不調者，加益母草15g；四肢倦怠者，加薏苡仁18g、當歸12g；胸脅脹悶者，加鬱金12g、柴胡9g。

技二共研細末，每次用少許加入雞蛋清或白蜜中攪勻，調為糊狀。每晚塗藥，晨起洗除，用藥一個月。

說明 技一曾治115例，病程最短一週，最長20年。結果經2個月治療後，治癒27例，顯效29例，有效41例，無效24例。技二用於青年黃褐斑有效。

來源 張力群等《民族民間名醫方精選》。

痤 瘡

技一 枇杷葉、夏枯草各10g，銀花、黃芩各8g，桑白皮12g，生甘草4g，連翹9g。

技二 山梔子、黃芩、大黃各10g，皂角刺、藁本各

10g，金銀花、野菊花、白花蛇舌草、生山楂、赤芍、丹參各15g。

用法　技一每日1劑，水煎分2次服，24劑為1個療程。技二水煎2次內服，第3煎外洗，每日1劑。服藥期間忌辛辣魚腥等刺激性食物。

說明　技一曾治300例，系統觀察150例。1個療程內而癒者20例。2療程內而癒者30例，好轉100例。技二一般用藥3～5劑即獲顯效或痊癒。

來源　張力群等《民族民間名醫方精選》。

腋臭（狐臭）

技一　辣椒適量。

技二　紫丁香2份，升藥2份，冰片2份，石膏5份，滑石粉3份，白礬（或枯礬）5份。

用法　技一最好用朝天椒2～3個切成小段放置瓶內，再將2%～2.5%的碘酊10毫升放入瓶內，密封搖盪後放置備用。每日3次用棉籤飽蘸藥液塗擦腋窩，連用7日為1個療程。技二研細混合，每日早晚撒粉治療。若汗液過多，可製一紗袋裝藥，挾繫在腋下治療。

說明　技一曾治256例，治癒率達100%。

來源　張力群等《民族民間名醫方精選》。

汗　腳

技一　防風、白芷各20g，細辛、川芎各10g。

技二　白礬（打碎）、乾葛（粉碎）各25g。

用法　技一共為細末，撒入鞋中，可止汗除臭。

技二或用枯礬、乾葛包煎。兩煎混合約1500毫升，置盆內泡腳。每項日3次，每次30分鐘。2日用1劑，6日為1個療程。用藥期間忌生蔥、生蒜、生薑等辛辣之品。

說明　用於腳汗多而臭，兩技療效顯著。

來源　張力群等《民族民間秘驗方集》。

斑　禿

技一　何首烏15g，熟地黃、當歸、白芍各12g，川芎、桃仁、紅花、赤芍、牡丹皮各9g，柴胡、香附、白芷各6g，甘草、蔥白各3g。

技二　新鮮生薑、骨碎補各100g。

用法　技一兩煎去渣兌勻，分服，每日1劑。

技二將生薑切開擦患處每日4～5次。將骨碎補浸酒後切片外擦患處至皮膚發紅發熱，每日3～4次。

說明　為局限性非瘢痕性脫髮，俗稱鬼剃頭。技二7日左右見效，7日～15日痊癒。

來源　張力群等《中國民族民間秘方大全》。

婦女多毛症

技一　女貞子、天冬、白芍各10g，山藥15g，百合20g，棗仁10g，山楂20g，當歸6g，川芎5g，甘草5g。

技二　硫黃9g，石灰6g，冰片1g。

用法　技一水煎服，每日1劑。技二研成細末，用水調勻，臨睡敷，次晨洗去。

說明 指婦女具有男性性徵的多毛，以唇上、下巴上部、胸部、小腿等處最為明顯。技二為民間脫毛劑。

來源 張力群等《民族民間秘驗方集》。

淋 病

技一 馬齒莧150g（鮮品加倍）。

技二 鮮白茅根100g，小薊12g，竹葉10g，木通20g，虎杖15g，甘草6g。

用法 技一水煎分早晚2次口服，每日1劑。連服10日為1個療程。可服1～3個療程。

技二水煎分3次口服，每日1劑，連服3劑。

說明 由淋病雙球菌所致的性病稱淋病。技一曾治12例，其中1個療程治癒者8例，2個療程治癒者3例，3個療程治癒者1例。

技二清熱通淋，涼血止血，適用於血淋。

來源 張力群等《中國民族民間秘方大全》。

尖銳濕疣

技一 白花蛇舌草、土茯苓各60g，生薏苡仁、苦參、香附、木賊各30g。

技二 大黃、石葦、鴉蛋子各20g，黃柏30g。

用法 技一水煎40分鐘後坐浴至水涼為止。1劑用2次，早晚各薰洗坐浴1次。若陰道內有濕疣者可將藥液煎至50毫升，用帶線棉球蘸藥放入陰道內，2小時後取出。肛內濕疣可同法處理。

技二共研為末，加凡士林50g，製成膏劑，外塗患處。每日3次，連用7日。

說明　技一曾治32例，痊癒28例，好轉2例，無效2例。技二曾治13例，治癒率84.6%。

來源　張力群等《中國民族民間外治大全》。

外陰尖銳濕疣

技一　生地、地丁草、蛇床子、貫仲、苦參、黃柏各30g，丹皮、蒲公英各20g，鴉膽子、桃仁各10g。

用法　水煎至500毫升，薰洗外用。每日1劑，水煎洗3次。

說明　多數用藥2～3次病灶即開始壞死。脫落，皮膚表面呈顆粒樣，5～7日後可恢復平坦。

來源　張力群等《中國民族民間外治大全》。

皮膚惡性黑色素瘤

技一　蜈蚣3條、全蠍6g，昆布、半枝蓮、海藻、當歸、續斷、白花蛇舌草各25g，防風、黃耆、白朮各10g，白芍、香附、茯苓各15g，柴胡10g。

技二　臭蟲20個，土鱉蟲50個，生三七20g。

用法　技一水煎2次，分次服，每日1劑。

技二研末，分裝入0.5膠囊中，每日3次，每次6～8粒，白酒兌服。

說明　一種最危險的皮膚癌，伴有潰瘍，區域淋巴結轉移或臟器轉移的病人預後極差。

技二曾報導1例2個月治癒。

來源　張力群等《中國民族民間秘方大全》。

脂溢性皮炎

技一　桑花、首烏各15g，蟬蛻、紅花、赤芍、黃柏、蒼朮、白鮮皮、白芷、當歸、花粉、丹皮、防風、甘草各10g，胡麻仁40g，生石膏50g。

用法　每日1劑，水煎分3次服。

說明　頭及面部有黃色油脂分泌物，瘙癢，繼而有黃色結痂，流黃水，夜間瘙癢異常。

來源　張力群等《中國民族民間秘方大全》。

狼瘡性脂膜炎

技一　陳皮、僵蠶、連翹各12g，浙貝母、製香附、黨參、茯苓、黃耆、川牛膝各10g，銀花15g，橘絡6g，蜈蚣1條。

用法　水煎服，每日1劑。局部可塗三黃膏。

說明　技一治療有較好療效，再用生脈散為主方善後。

來源　張力群等《中國民族民間秘方大全》。

陰囊濕疹

技一　生地30g，元參、當歸各12g，丹參15g，茯苓、澤苓、白鮮皮、蛇床子各9g。

技二　威靈仙100g。

用法 技一每日1劑，水煎服。技二水煎溫洗患處。每日2次，一般3～5日即可見效。

說明 技二還可用於亞急性濕疹、天疱瘡等。

來源 張力群等《中國民族民間秘方大全》。

多 汗 症

技一 桂枝、紅棗、炒防風、焦白朮各10g，炒白芍12g，炙甘草、生黃耆各18g，生薑1片。

技二 法半夏、茯苓各15g，陳皮、枳殼、竹茹各9g，甘草1g。

用法 均水煎服，每日1劑。技一用於勞則汗出，形平面浮，舌質紅，邊有齒印，苔薄根微黃，脈沉細者。若口乾則去白朮，加玉竹10g、黃耆12g。

技二用於痰濁內阻，擾亂神明，出現多汗，嗜睡者。

說明 指皮膚出汗過多而言，其中以掌，蹠多汗常見。

來源 張力群等《中國民族民間秘方大全》。

自汗、盜汗

技一 防風、浮小麥、牡蠣各12g。

技二 刺黃柏15g，千針萬線草30g，烏梅6個，浮小麥12g，紅棗7枚。

用法 均每日1劑，分3次服，6日為1個療程。

說明 技一適用於陽虛自汗及陰虛盜汗。技二適用於夜寐盜汗，或有自汗，五心煩熱等症。

來源 張力群等《中國民族民間秘方大全》。

白癜風

技一　當歸、首烏、女貞子各15g，川芎、黑故紙各10g，黃耆、旱蓮草、黑芝麻各20g，白朮、茯苓各12g，甘草3g。

技二　補骨脂10g或鮮烏梅50g。

用法　技一每日1劑，水煎分3次服。用於白癜風之腎陰不足，氣滯血瘀。

技二用75%酒精100毫升，密封浸泡，一週即成。使用時用消毒棉籤蘸藥外擦皮損處。

技一每日1～2次，並用紫外線照射或多曬太陽。可補腎黑膚。技二每日3～4次，30日為1個療程。可活血通絡，黑膚生肌。

說明　以調補氣血，養肝益腎為治，外治法為輔。

來源　張力群等《中國民族民間秘‧外治大全》。

梅　毒

技一　土茯苓、銀花各9g，川芎3g，木通、大黃各4.5g，防風、茯苓各6g。

技二　土茯苓、苡仁、銀花各9g，防風、木瓜、白癬皮各6g，皂莢子3g。

用法　均每日1劑，水煎服。兩技交替使用，效果更佳。

說明　治宜清血解毒。

來源　張力群等《民族民間名醫方精選》。

瘢痕疙瘩

技一　烏梅適量或鴉膽子適量。

用法　均研為細末（烏梅取肉去核）。技一加入硫黃粉 1/4 量混勻，裝瓶備用。用米醋少許調糊敷患處。3 日 1 換，至瘢痕平復。鴉膽子加凡士林調勻外敷患處。同烏梅以敷料覆蓋，膠布固定。每日 1 換，連續 15 日。

說明　烏梅可軟堅散結。鴉膽子可散結生肌。

來源　張力群等《中國民族民間外治大全》。

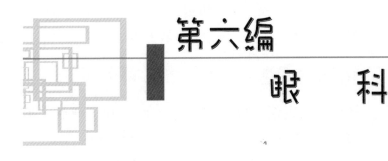

第六編
眼　科

電光性眼炎

技一　鮮牛奶10毫升，2%普魯卡因液0.3毫升。

技二　新鮮人乳適量。

用法　技一混合，開始每分鐘點1次，共2次，3～5分鐘後再點1～2次，每次2～3滴。

技二直接擠入消毒過的滴眼瓶內。再點入眼結膜上。每隻2～3滴，5～10分鐘1次。

技一亦可用1%地卡因液。

說明　技二曾治30例，3～15分鐘減輕症狀。

來源　張力群等《民族民間名醫方精選》。

病毒性角膜炎

技一　金果欖、黃精各10g，密蒙花6g，穀精草8g，急性子、菟絲子、杭菊花各9g，枸杞子13g，白蒺藜12g，炙甘草5g。

用法　將前8味中藥水煎2次後合併藥液，分2次口服，每日1劑。第三煎加入杭菊花、白蒺藜，水煎後薰洗患眼，每日1次。

說明 曾治62例，痊癒48例，顯效10例，好轉4例。

來源 張力群等《民族民間名醫方精選》。

樹枝狀角膜炎

技一 金銀花、板藍根、蒲公英各20g，連翹、荊芥、防風、柴胡、黃芩、桔梗各10g，薄荷、甘草各6g。

技二 羌活、野菊花、銀花、山梔、板藍根、黃芩、連翹、決明子各9g，荊芥、防風、大青葉各6g。

用法 技一水煎服，每日1劑，分2次溫服。

技二每日1劑，水煎服，日服3次。

說明 是單純疱疹性角膜炎的一種表現。技二曾治38例，有效率為100%。

來源 張力群等《中國民族民間秘方大全》。

眞菌性角膜潰瘍

技一 蒲公英30g，車前子15g，菊花、白芍藥、天花粉各12g，枸杞子9g，蜂蜜30g為引。

技二 龍膽草50g，蒲公英100g。

用法 技一兩煎濾過去渣，兌勻，分早晚2次服，每日1劑。連服3個月後改每週3劑。

技二龍膽草煎濃汁過濾點眼，每日3次；蒲公英水煎服，每日1劑，分3次服，6劑為1個療程。

說明 常發生在角膜損傷後，污染上曲黴素，鐮刀菌、青黴菌及白色念珠菌所致。

來源 張力群等《中國民族民間秘方大全》。

疱疹性角膜炎

技一 羊膽汁2毫升、蜂蜜2g。

用法 調勻點眼。每日4次，3日為1個療程。

說明 是單純疱疹病毒1型（偶有2型）引起的病毒性角膜炎。常發生於急性扁桃腺炎，上呼吸道感染或瘧疾等熱病後。

來源 張力群等《中國民族民間秘方大全》。

淺層點狀角膜炎

技一 板藍根、決明子各12g，柴胡、荊芥、防風、金銀花、連翹、黃芩、赤芍、龍膽草、梔子、蔓荊子各9g，黃連6g，甘草3g。

用法 兩煎去渣兌勻，分早晚2次服，每日1劑。連服3個月後改每週3劑。

說明 病變局限於角膜上皮或上皮下淺層基質組織，形態呈點狀而得名。

來源 張力群等《民族民間名醫方精選》。

急性結膜炎

技一 青黛、川芎各30g，薄荷、鵝不食草各15g。

技二 車前草30g，白蒺藜 穀精草各10g，白菊花15g，野菊花20g，蒲公英30g。

用法 技一共研細末，密貯備用。使用時令病人口含溫開水，取藥末少許吹鼻，左痛吹右，右痛吹左，雙眼俱

痛,左右坎吹。吹藥以淚出為度,流淚後吐出所含之水。
每日2～3次。技二頭煎二煎內服,三煎加水煎後以湯先薰
後洗。

說明 可有發癢,怕光、流淚、結膜充血,眼瞼腫
脹,眼部分泌物增多等病症。

來源 張力群等《民族民間名醫方精選》。

春季結膜炎

技一 蒼朮、薏苡仁、連翹、烏梅各等份。

技二 土茯苓、野菊花各15g,地膚子、白鮮皮各
12g,生甘草6g,荊芥10g,防風、薄荷各9g。

用法 技一共研細末,每次服6g,每日2次,技二水
煎服,每日3次。

說明 春暖花開時發病,至秋冬天症狀消失,多因對
空氣中游離的花粉或其他物質發生變態反應所致。

來源 張力群等《民族民間名醫方精選》。

紅 眼 病

技一 鮮生地100g。

技二 冬桑葉30g,鮮蒲公英60g(乾品30g),生梔
子10g,白菊花15g,車前草30g。

用法 技一搗爛,敷眼部,每日3次,每次30分鐘。
技二水煎服,復煎取汁洗眼,每日2～3次。

說明 技一加冰片少許,效果更佳。

來源 張力群等《民族民間名醫方精選》。

瞼部毛細血管型血管瘤

技一 龍膽草、車前子各15g，白茅根30g，生地20g，黃柏、山梔各10g，旱蓮草、女貞子、丹參各12g，當歸5g。

用法 水煎服，每日1劑。

說明 眼瞼常見的良性腫瘤，為擴大的毛細血管所組成，位置近於表皮者色紅，皮下較深者色紫。

來源 張力群等《民族民間名醫方精選》。

前房出血

技一 生地、生蒲黃各12g，參三七6g。

技二 荊芥、防風、側柏葉各5g，藕片、生地、淮山藥各15g，茯苓、澤瀉各9g。

技三 側柏葉、藕片、白茅根各15g，黑梔子、石膏各9g，大黃、歸尾各5g。

用法 技一每日1劑，水煎取汁代茶飲。技二技三每日1劑，水煎2次服。先服技二6劑，再服技三6劑。

說明 技一防治眼底出血，如高血壓病、視網膜靜脈阻塞等眼底出血。因肝腎陰虛多用技二，因外傷血瘀入睛等實證多用技三。

來源 張力群等《民族民間名醫方精選》。

眼瞼抽搐

技一 炙黃耆24g，柏子仁12g，川芎、膽南星各6g，

遠志、菖蒲、茯神、當歸身、杭白芍、棗仁（炒）各10g，製半夏9g，細辛3g，炙甘草4.5g。

用法 每日1劑，水煎2遍，各取汁200毫升混勻，分早晚2次飯後溫服。

說明 即平常所謂的「眼皮跳」。常見為角膜炎引起，常在嚴重怕光流淚時發生。

來源 張力群等《民族民間名醫方精選》。

沙 眼

技一 白礬10g，龍膽草15g，杏仁、烏梅各5g，菊花100g。

技二 桑葉15g，玄明粉9～15g。

用法 技一水煎去渣，每日洗眼6次以上，15日為1個療程。技二用水兩大碗煎開後5分鐘去渣，倒入盆內，用熱氣薰眼，濕了再洗眼，每日2次。

說明 由沙眼衣原體引起的一種慢性傳染性結膜角膜炎。瞼結膜表面形成粗糙不平的外觀。

來源 張力群等《中國民族民間外治大全》。

絕對期青光眼

技一 黃耆15g，防風、羌活、白朮、川烏、鈎藤（後下）、白附子、半夏、鬱李仁各10g，全蠍6g，水牛角0.5g（代羚羊角，磨水兌服）。

用法 技一每日1劑，分2次水煎，多次徐徐服用。

說明 技一曾治原發性青光眼25例32眼。眼壓恢復

正常者20隻眼（62.5%）。總有效率為87.5%。

來源　張力群等《民族民間名醫方精選》。

假性近視

技一　羌活、防風、荊芥、鈎藤、當歸、川芎、生地、赤芍、菖蒲、丹參、黃柏、車前子各5～10g。

用法　每日1劑，水煎2次飯前服，連續5日後，停2日藥，7日為1療程。

說明　技一曾治調節型近視3000例，有效率為96.9%，治癒率為80.4%。

來源　張力群等《民族民間名醫方精選》。

急性視神經炎

技一　柴胡、炒梔子各6g，白芍、當歸尾、牡丹皮香附各9g，青皮3g。

用法　水煎服，每日1劑，30日為1個療程。

說明　無明確病因，可在數日內引起視力急驟下降。

來源　張力群等《民族民間名醫方精選》。

視網膜色素變性

技一　菊花10g，枸杞子、熟地、丹參各15g，山萸肉、補骨脂、肉蓯蓉各12g，山藥、澤瀉、車前子、當歸、紅花、川芎各10g。

用法　水煎服，每日1劑。

說明　是以進行性夜盲，視野縮窄，中心視力下降以

至失明為特徵的眼科臨床疑難病症。

　　來源　張力群等《民族民間名醫方精選》。

麥 粒 腫

　　技一　薏苡仁30g，金銀花20g，蒲公英、當歸、川芎、陳皮、甘草各10g，梔子、大黃各6g。

　　技二　鮮鳳仙花30g。

　　用法　技一兩煎濾液兌勻，分早晚2次服。每日1劑。同時用藥液先薰洗患處1次，效果佳。

　　技二洗淨，搗爛，臨睡前敷於患眼，次晨除去，連續3～5日，可清熱解毒。

　　說明　即瞼腺炎，為化膿性細菌感染。

　　來源　張力群等《民族民間名秘驗方集》。

眼壓升高

　　技一　生地、車前子各12g，柴胡、赤芍、川芎、夏枯草、野菊花、豬苓各10g。

　　用法　水煎服，每日1劑。

　　說明　當眼壓值超過21毫米汞柱時稱為眼壓升高。

　　來源　張力群等《民族民間名醫方精選》。

翼狀胬肉

　　技一　桑葉、菊花、白芷、薄荷、生地、當歸、川芎、穀精草、白蒺藜各10g，車前草12g，石決明25g，決明子15g，甘草5g。

技二　鮮木槿花120g，白玉簪花6g，豬肝100g。

用法　技一水煎2～3次後合併藥液，分3次口服，每日1劑。技二隔水蒸肝熟，熱氣薰眼並食豬肝。

說明　技一曾治48例，其中有效（瞖肉變薄，充血完全消退者）38例53隻眼。無效（服藥10劑後，症狀無改善者）10例11隻眼。服藥最少10劑，最多50劑。

來源　張力群等《民族民間名醫方精選》。

白 內 障

技一　石決明30g，磁石25g，白芍、生地、石斛各10g，密蒙花、菊花、枸杞各10g，竹茹、橘紅、青蒿、白薇各6g。

技二　生地、熟地各24g，白芍、茯苓、烏賊骨各12g，枸杞、菊花、柏子仁各10g，細辛2g，柴胡、甘草各6g，山藥15g。

技三　望月砂600g，白糖50g，白麵粉1500g。

用法　技一技二水煎服，每日1劑。技三將望月砂（兔屎）研成細末，與白糖麵粉加水糅合烙餅備用。每日1張焦餅，分3～4次吃，共用1個月。

說明　均用於老年性白內障，技一用於腎陰虧損；技二用於肝脾兩虛；技三望月砂用3月份的為佳。

來源　張力群等《中國民族民間秘方大全》。

視神經萎縮

技一　熟地、女貞子、桑葚子、菊花各15g，白芍

當歸、葛根、枸杞、菟絲子、黨參各12g，麥冬、川芎
五味子、茯苓各10g，生黃耆18g，丹參30g，陳皮6g。

技二 珍珠母50g（打碎先煎），蒼朮18g，人參3g。

用法 技一水煎服，每日1劑，連服30劑為1個療
程。

技二水煎，分早晚兩次飯後服，每日1劑，7日為1個
療程，連服2～3個月。

說明 技一滋補肝腎，益氣養血，效果甚佳。

來源 張力群等《民族民間名醫方精選》。

單純性青光眼

技一 羚羊角3g，菊花20g，草決明25g，五味子15g。

技二 夏枯草、香附各60g，甘草12g。

用法 技一水煎，頻頻代茶飲。技二共研粉末，用水
調服。每次4.5g，每日2次。

說明 技一用於慢性單純性青光眼。

來源 張力群等《民族民間秘驗方集》。

急性虹膜睫狀體炎

技一 薺菜根60g或薺菜30g。

用法 根煎汁服用。每日1劑，分兩次溫服。菜煎汁
點眼，每日2～3次。

說明 兩者可同時使用。

來源 張力群等《民族民間秘驗方集》。

中心性脈絡膜視網膜病變

技一　益母草（全草）120g。

技二　蘇子適量。

用法　技一加水1000毫升，武火煎30分鐘取藥汁，再加水500毫升，煎30分鐘，兩次藥液混合，早晚2次分服。

技二研細末，和蜜為丸，如黃豆大，每日服2～3次，每次服10～20丸，飯後米湯送服。

說明　技二用於肝虛目暗。

來源　張力群等《民族民間秘驗方集》。

視網膜中央靜脈阻塞

技一　生蒲黃、當歸、丹參、赤芍、川芎、鹽知母、菊花、夏枯草各15g，生地、陳皮各20g，甘草50g。

技二　連翹18～21g。

用法　技一水煎服，每日1劑，10劑為1個療程。

技二文火水煎，分3次飯前服。連服20～27日。

說明　技二用於視網膜出血。

來源　張力群等《民族民間秘驗方集》。

眼瞼水腫、風熱赤眼

技一　黨參、當歸、黃耆、白朮各20g，白芍、薏米、雲苓、木通、陳皮各10g。

技二　車前草18g，菊花15g，蜂蜜、桑葉、丹皮各

9g，生甘草6g。

用法　技一水煎服，每日1劑，10劑為1個療程。技二水煎服，3劑可顯效。

說明　技一用於眼瞼水腫，技二用於風熱赤眼。

來源　張力群等《民族民間秘驗方集》。

眼眶假瘤

技一　龍膽草10g，柴胡、黃芩、夏枯草、生地、澤瀉、連翹、車前子各15g，銀花30g，地丁草30g，露蜂房、當歸、赤芍各12g，半邊蓮、豬苓各20g，半夏、橘紅、川芎各10g，白芍10g，陳皮、木通各6g。

用法　水煎服，每日1劑，連用30日。

說明　發生於眼眶的慢性非特異性增殖性炎症。21味藥清熱化痰、除濕，取得良好效果。

來源　張力群等《民族民間名醫方精選》。

流 淚 症

技一　蒼朮、菊花、紅花各10g。

技二　蒼朮、菊花、各10g。

用法　技一加入500毫升沸水中浸泡，至水溫熱後，用消毒棉洗眼。早晚各1次，7日為1個療程，症狀可好轉。技二同技一，趁熱用氣薰眼（薰時閉眼），則療效更佳。

說明　技一用於老年流淚；技二用於迎風流淚。

來源　張力群等《民族民間秘驗方集》。

慢性淚囊炎

技一　石決明、決明子、木賊、黃芩各15g。

用法　水煎服，每日1劑。

說明　技一低血壓忌用。

來源　張力群等《民族民間秘驗方集》。

夜　盲　症

技一　豬肝100g，菊花、青葙子各10g，山藥30g。

用法　共煮至豬肝熟時，加鹽即可食用。每日1劑，分次服。

說明　可補充維生素A。

來源　張力群等《民族民間秘驗方集》。

乾　眼　症

技一　鮮紅薯200g，粳米100g。

技二　百合10g，山藥15g，苡仁20g，紅棗10個。

用法　技一技二加水煮粥食用，每日2次，10～20日為1個療程。

說明　以補脾潤肝法治療。

來源　張力群等《中國民族民間藥食大全》。

雙目複視

技一　蘇葉3g，生薑3片，醋1匙。

技二　決明子60g，地膚子30g。

用法　技一將前2味水煎好後，加入醋調勻內服。每日服2次。

技二搗細末為散，飯後取3g，調入清粥服下。

說明　技二亦可用於雀目。

來源　張力群等《民族民間秘驗方集》。

角膜雲翳

技一　夏枯草、密蒙花、小紅參各12g，鹿御草（鹿銜草）、穀精草、紫丹參各15g。

用法　水煎服，每日1劑，分3次服，6日為1個療程。

說明　技一養陰清熱，活血化瘀，退翳明目。

來源　張力群等《中國民族民間秘方大全》。

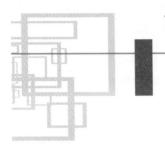

第七編
耳鼻喉科

耳　鳴

技一　九節菖蒲 20g，生甘草 10g，遠志 12g，茯苓 15g。

技二　白芍、山萸肉、麥冬各 20g，熟地 40g，柴胡、梔子、白芥子各 9g。

用法　技一浸泡 1 小時，水煎分 2 次服用，每日 1 劑，10 日為 1 個療程。技二每日 1 劑，水煎早晚服用。

說明　耳內或頭內有聲音的主觀感覺，但其環境中並無相應的聲源。

來源　張力群等《民族民間名醫方精選》。

神經性耳鳴

技一　生草烏 15g。

技二　熟地 25g，菟絲子、肉蓯蓉、山萸肉各 15g，骨碎補、黃柏、知母各 12g，當歸 10g。

用法　技一浸泡於 75%酒精 50 毫升中，一週後啟用。每日滴患耳 1～2 次，每次 2～3 滴，不可入口。

技二每日 1 劑，水煎分早晚 2 次溫服。

說明 技一曾治8例均癒，一般2～3次後可癒。對45歲以下的患者療效更佳。

技二用於腎虛耳鳴，一般連服5～7劑見效。

來源 張力群等《民族民間秘驗方集》。

中 耳 炎

技一 黃連10g，冰片1g。

技二 苦參15g，冰片6g，香油30g。

用法 技一共研細末貯瓶備用。用時擦淨耳內膿液，再滴入少量雙氧水，擦乾，用麥草稈將藥末吹入耳內。每日2～3次。一般3～5日見效，無任何不良反應。

技二將香油燒沸，立即將苦參投入，待藥焦黃後撈出，再將冰片放入攪勻，置涼備用。每日滴耳3次，每次2～3滴。

說明 技一曾治急慢性化膿性中耳炎多例，一般用藥6～10次痊癒。

來源 張力群等《中國民族民間外治大全》。

耳廓軟骨膜炎

技一 龍骨、牡蠣各30g，金櫻子25g，白芨、烏賊骨各15g，赤芍、覆盆子各12g。

用法 水煎服，每日1劑。

說明 多為耳廓損傷等繼發感染所致，有體溫升高，全身不適，局部灼熱疼痛。

來源 張力群等《民族民間名醫方精選》。

外耳道乳頭狀瘤

技一 當歸、川芎、紅花、赤芍、昆布、青皮、牛膝各10g，生地15g，海藻、炮山甲各12g。

用法 水煎服，每日1劑。

說明 發生於外耳道外段皮膚，可發生惡變，故應警惕。

來源 張力群等《民族民間名醫方精選》。

耳廓假性囊腫

技一 梔子、大黃、白礬、雄黃各適量。

用法 分別研為細末，按2：1：1：0.25取藥末與凡士林調成50%軟膏。囊腫經消毒引流後外敷，覆蓋消毒紗布，並用彈性夾加壓。

陽證者敷藥膏中去雄黃。3天後拆除彈性夾和引流尼龍絲，每隔2～3日換藥1次，直至痊癒。

說明 曾治22例，其中屬於中醫陽證者9例（起病急，局部紅腫熱痛，喜冷拒按）；陰證者13例（病程較緩慢，局部皮膚乾燥作癢，感覺微麻木，常有酸痛，喜熱喜按，腫脹較陽證為輕）。

結果治癒20例，無效2例。平均治癒時間11.7日，換藥次數4～6次。

來源 張力群等《民族民間名醫方精選》。

眩 暈

技一 丹參、黃耆各30g，人參、當歸、天麻、白

尤、茯苓、阿膠、蔓荊子、防風、菊花、陳皮、法半夏
旋覆花各10g，熟地、白芍各15g，川芎、枸杞子各20g，
炙甘草5g。

用法　每日1劑，水煎分2次服。水濕盛者加少量肉
桂溫陽化飲；痰甚者加膽南星、竹茹。

說明　曾治美尼爾綜合徵148例，全部有效。

來源　張力群等《民族民間名醫方精選》。

美尼爾病

技一　澤瀉45g，生白尤20g，龍骨30g，牡蠣30g，茯
苓、半夏各12g。

技二　仙鶴草100g。

用法　技一每日1劑，水煎早晚空腹服。技二加水
1500毫升煮沸10～15分鐘，分2次空腹服，每日1劑。

說明　技一曾治28例，技二曾治50例，全部有效。

來源　張力群等《中國民族民間秘方大全》。

鼻 出 血

技一　生大黃適量。

技二　艾葉10g。

用法　技一將生大黃研為細末，裝入瓶內備用。每次
口服3g，每日4次，5日為1個療程。兒童藥量酌減。

技二研為細絨團狀，再用脫脂棉包好，塞鼻止血。

說明　技一曾治50例，其中痊癒40例，有效8例，無
效2例。

技二對婦女、兒童療效更佳。

來源　張力群等《民族民間秘驗方集》。

鼻前庭炎

技一　硫黃80g，雄黃20g，鉛丹10g。

用法　共研細末，加凡士林200g調勻，用消毒棉籤蘸藥少許，均勻塗患處，每日1～2次即可。

說明　由於摳鼻和鼻分泌物刺激所致。

來源　張力群等《民族民間秘驗方集》。

鼻 竇 炎

技一　黃芩、柴胡、白芷、桔梗各10g，辛夷、蒼耳子各15g，黃耆20g，薄荷8g。

技二　辛夷花、杭菊花、蒼耳子各10g。

用法　技一每日1劑，水煎分2次服，兒童劑量酌減。技二加入清水100毫升，濃煎取汁，置於滴鼻瓶中滴鼻。每次2～3滴，每日2次，連續1～2個月。

說明　技一曾治20例，均有效。還可用於急慢性鼻炎，上頜竇炎。技二可宣肺通竅。

來源　張力群等《民族民間秘驗方集》。

萎縮性鼻炎

技一　當歸、桑白皮、赤芍各20g，雞血藤30g，瓜蔞仁、桃仁、川芎、白芷各15g，紅花、地龍各10g，辛夷12g，甘草6g。

技二 玄參、生地、寸冬各等份。

用法 技一水煎分2次口服,每日1劑。孕婦忌用。技二共研細末,煉蜜為丸,早晚各服9g。

說明 可見鼻腔乾燥,不聞香臭,不知痛癢。

技一曾治多例,效果頗佳。

來源 張力群等《民族民間秘驗方集》。

額 竇 炎

技一 白芷30～60g,黃芩30～60g。

用法 水煎,分早晚2次服,每日1劑。鼻塞流涕者加蒼耳子9～12g,兼後頭痛者加葛根20～30g。

說明 用於急慢性額竇炎。

來源 張力群等《民族民間秘驗方集》。

過敏性鼻炎

技一 黨參、黃耆各15g,細辛5g,荊芥、白芷、訶子各10g,防風、桔梗各6g,甘草3g。

技二 黨參、白朮、澤瀉、黃耆各6g,茯苓、淮山、蒼耳子各10g,苡仁15g,甘草3g。

用法 技一水煎2～3次後合併藥液,早晚內服,每日1劑。技二每日1劑,水煎服。

說明 技一曾治110例,其中痊癒37例;顯效55例;好轉16例;無效2例。服藥最少者9例,最多者60劑。

技二用於過敏性鼻炎出現脾肺氣虛證者。

來源 張力群等《民族民間名醫方精選》。

慢性鼻炎

技一　荊芥、防風、馬勃各 10g，薄荷 5g，蟬蛻 6g，玄參 15g，甘草 3g。

技二　白芷、蒼耳子各 15g。

用法　技一每日 1 劑，水煎分 2 次口服，小兒酌減。技二水煎服，每日 1 劑，分 3 次服，16 日為 1 個療程。

說明　技一曾治 15 例，一般在服藥 3 天後鼻涕減少，頭痛明顯減輕，10 劑左右而癒。

來源　張力群等《民族民間名醫方精選》。

慢性肥厚性鼻炎

技一　芙蓉葉 12g，絲瓜藤 15g，白蘞 9g，土貝母 10g。

技二　辛夷苞、金銀花、魚腥草、野菊花各 10g。

用法　技一同煎煮服，7 劑後方能生效。技二水煎取汁，趁熱倒入杯中，用棉布罩住杯口，用鼻吸入蒸氣，每次 20～30 分鐘，每日 2 次，連續 3～5 日。可清熱解毒。

說明　屬中醫「鼻窒」範疇，多為風邪外襲，久戀肺鼻，鬱而化熱，熱邪閉竅所為。

來源　張力群等《民族民間名醫方精選》。

化膿性扁桃體炎

技一　大黃 15g（開水沖服），金銀花、牛蒡子、元參、豆根各 15g，連翹、射干、青黛、馬勃、桔梗、金果欖各 10g，生地 20g，甘草 6g。

技二　生地、大青葉各30g，玄參、黃芩、炒常山、炒知母各9g，柴胡15g，大黃（後下）、青皮各6g，檳榔18g，甘草3g。

用法　均每日1劑，水煎分3次服。

說明　技一3～5日痊癒。

來源　張力群等《民族民間名醫方精選》。

預防扁桃體摘除術後出血

技一　石膏30g，龍骨、乳香、沒藥各9g，血竭6g，炙白芷7.5g，飛鉛丹15g，樟腦少許。

技二　雄黃、白礬、牙皂（去皮）、藜蘆（去心）各30g。

用法　技一研極細末，於術後用噴霧器均勻噴灑於創面。技二共研細粉，先令患者含水一口，用藥少許吹入鼻內後又將水吐出。每日1次，3～5次為1個療程。

說明　技一曾治100例。術後1小時內止住滲血者80例，3小時者12例，5小時者1例，7例術後無滲血。

技二屬祖傳秘方，多用於吞嚥困難，但須令患者含水在口中，才能用藥，以免藥末誤入支氣管及肺部。

來源　張力群等《民族民間名醫方精選》。

慢性咽炎

技一　麥冬、玄參、板藍根、桔梗各12g，甘草6g。

技二　玄參、麥冬、花粉、赤芍、竹茹、石斛、浙貝、炒淮山各9g，桔梗6g，丹皮、陳皮各4.5g。

用法　技一煎煮2小時得200毫升，每日早晚各服50毫升，6日為1個療程。一般1～2個療程，用藥期間不用抗生素。

技二每日1劑，水煎分3次服。

說明　技一曾治50例慢性咽炎（喉痺），顯效30例，好轉16例，無效4例。

來源　張力群等《民族民間名醫方精選》。

喉 息 肉

技一　桃仁、當歸、訶子、青果各12g，紅花、生地、玄參、桔梗各15g，赤芍、柴胡各10g，甘草6g。

用法　水煎服，每日1劑。

說明　影響聲音為主要表現的喉部疾患，類似於聲帶息肉。

來源　張力群等《民族民間名醫方精選》。

聲帶息肉

技一　全瓜蔞15g，僵蠶、桔梗、石菖蒲、海浮石各12g。

用法　水煎服，每日1劑，15日為1個療程。

說明　喉部聲帶贅生細小腫塊。

來源　張力群等《民族民間名醫方精選》。

聲音嘶啞

技一　荊芥12g，黃芩10g。

用法 水煎服，每日1劑，分早晚2次服，5日為1個療程，服1～2個療程見效。

說明 用於各種病因引起的聲音嘶啞。

來源 張力群等《民族民間秘驗方集》。

慢性喉炎

技一 皂角刺20g，浙貝母6g，冰糖30g，水豆腐100g

技二 製半夏12g，白茯苓10g，厚朴8g，蘇葉10g（後下），生薑15g。

用法 技一共置碗內，加少量水，蒸1小時許，食豆腐喝湯，每日2次，連服7日。

技二水煎，分早晚2次服，每日1劑，7劑為1個療程。

說明 技二主治梅核氣。

來源 張力群等《民族民間秘驗方集》。

化膿性中耳炎

技一 黃柏、苦參各9g，冰片2g，枯礬3g，芝麻油60g。

技二 川黃連10g，硼酸粉3g。

用法 技一將黃柏、苦參放入鐵鍋內芝麻油中炒成黑炭撈出，待油冷，再將已研為細粉的炭藥、冰片、枯礬裝入瓶內，倒入冷卻的麻油拌勻，備用。用棉籤蘸取藥液滴入患耳，每日3次。

技二加蒸餾水100毫升，煎煮1小時後過濾，再加蒸

餾水100毫升，密封備用，滴耳用，每次2滴，每日2次。

　　說明　技一曾治68例。其中61例3～7日痊癒。好轉5例，無效2例。

　　來源　張力群等《民族民間名醫方精選》。

耳聾耳鳴

　　技一　白朮18g，白扁豆、山藥各20g，紅糖適量。

　　技二　熟地25g，菟絲子、肉蓯蓉、山萸肉各15g，骨碎補、黃柏、知母各12g，當歸10g。

　　用法　技一共煮爛，湯、豆、藥均服，每日1劑，連服7日。

　　技二水煎，分早晚2次溫服，每日1劑，一般連服5～7劑見效。

　　說明　技二用於腎虛耳鳴。

　　來源　張力群等《民族民間名醫方精選》。

鼻　息　肉

　　技一　杏仁7粒，甘遂3g，輕粉6g，枯礬4.5g，草烏4.5g。

　　用法　共研細末，用浸透甘油的棉花團沾藥後敷於息肉病變部位。約1小時後由患者擤掉，每日1次。

　　說明　曾治20例，一般20～30次見效。少數息肉大者需50次以上見效。

　　來源　張力群等《民族民間名醫方精選》。

慢性鼻竇炎

技一 牛蒡子20g。

用法 先用冷水浸泡1小時，後用文火分別煎煮2次，每次15分鐘，取藥液頓服，每日1劑，連服用7日為1個療程。

說明 一般1～2個療程即可痊癒。

來源 張力群等《民族民間名醫方精選》。

外傷後神經性耳聾

技一 大棗（去核）501枚，蓖麻子（去殼）100g。

用法 共搗爛，分成2包，布包好蒸熟後捂在耳朵上。雙耳同捂每日半小時，每日2次，連用10～15日。

說明 檢查無鼓膜損害，診斷無疑者方可用。

來源 張力群等《民族民間秘驗方集》。

酒 糟 鼻

技一 綠豆30g，乾荷葉、枇杷葉各9g，生石膏1.5g。

技二 黃連3份，全蠍1份。

用法 技一將後三味加水3瓶，煎成2瓶，去渣，加綠豆煮熟，白糖適量食用，每日1劑。

技二共研細末，香油調塗患處，每日換藥2次。

說明 大多由鰲蟲感染引起。

來源 張力群等《民族民間秘驗方集》。

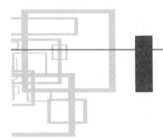

第八編
口腔科

牙周病

技一　滑石18g，甘草3g，雄黃、冰片各1.5g，朱砂0.9g。

技二　大黃30g，枯礬、細辛各20g，朱砂10g。

技三　骨碎補15g，黃柏、砂仁各10g。

技四　鮮白茅根、鮮烏蘭、鮮墨旱蓮各50g。

用法　技一技二各研為細末，混勻，裝瓶備用。用牙刷蘸藥刷患處2次。然後取藥末30g、生密60g調勻，塗患處，早晚各1次。

技三每日1劑，水煎分2次服，6日為1個療程。

技四洗淨切碎，搗爛絞汁。每日1劑，分2次服，連用3劑。

說明　技一技二用於牙周炎。技三用於牙齦腫痛反覆發作者。技四用於牙齦出血。

來源　張力群等《民族民間秘驗方集》。

慢性牙周炎

技一　黃連、黃芩、大黃各20g，黃柏30g，三棵針

50g。

用法 加水煎40分鐘，待涼後含漱，每日數次。7日後炎症減輕好轉，再行器械除石。

說明 曾治26例，其中痊癒8例；顯效11例；有效6例；無效1例；總有效率96%。

來源 張力群等《民族民間名醫方精選》。

牙髓炎急性發作

技一 生石膏30g，黃耆、玄參各12g，紫花地丁15g，生地20g，大黃6g。

用法 每日1劑，水煎服。

說明 為細菌透過深齲洞而引起感染，劇烈性陣發疼痛，夜間加重，溫度刺激可影響疼痛症狀。

來源 張力群等《中國民族民間秘方大全》。

肝病之牙齦出血

技一 生石膏30g，黃芩、玄參各12g，紫花地丁、大黃6g，旱蓮草各15g，生地、板藍根、白茅根各20g，梔子10g。

用法 水煎服，每日1劑。

說明 慢肝引起牙齦及口黏膜出血為早期表現之一。

來源 張力群等《民族民間名醫方精選》。

口腔潰瘍

技一 朱砂、白礬、兒茶、牛黃、月石、梅片、芒

硝、青黛各等份。

技二　仙鶴草（乾品）30g。

技三　雞蛋1個，綠豆適量。

用法　技一共研為細末，裝瓶備用。用時少許外塗患處。

技二水煎15分鐘，取汁漱口內服，每日3次，5日為1個療程用藥150g。

技三雞蛋打入碗內拌成糊狀；綠豆適量放陶罐內，冷水浸泡十幾分鐘，再置火上煮沸1～5分鐘，取綠豆水沖雞蛋花飲用，每日早晚各1次。

說明　技一曾治百餘例，輕症2日即癒，重者不過3～5日可癒。

技二急性發作者1個療程內能好轉；慢性患者2～3個療程可癒。

來源　張力群等《民族民間名醫方精選》。

復發性口腔潰瘍（阿弗他口炎）

技一　冰片75g，兒茶100g，枯礬50g。

技二　吳茱萸（粉末）12g。

技三　明礬100g。

技四　石榴2～5個。

技五　蒲公英、竹葉、燈草各適量。

用法　技一共研細末裝瓶備用，每次取藥粉適量塗於潰瘍面，半小時內保持乾燥，然後可漱口。每日塗藥2～3次，一般2～3日可癒。

技二用醋或茶水調成糊狀，睡前敷足心（湧泉穴）處，次晨取下。

技三加水適量洗足。

技四燒成煨炭後研成粉末，加青黛共為細末外塗。

技五水煎口服，每日3次。

說明 又稱復發性口瘡，多見於青壯年，女性多見。

來源 張力群等《民族民間秘驗方集》。

唇 癰

技一 大青葉12g，淡竹葉、黃柏各10g，生地15g。

技二 雞蛋2個，生大黃6g，蜈蚣5條。

用法 技一水煎服，每日1劑。技二煮熟去蛋黃，放入5毫升麻油中炸黑去渣；再放大黃炸黑去渣；烘乾蜈蚣碾碎後入油內調勻。每日3～4次用油外搽患處，輕者3～5次即癒。忌辛辣物。

說明 唇部腫脹疼痛，繼則潰爛成瘡癰。

來源 張力群等《民族民間名醫方精選》。

牙 痛

技一 蚤休（七味一枝花）100g。

技二 五倍子20g。

用法 技一用黃米酒200毫升磨研蚤休至稀糊狀後，以棉籤蘸藥液塗牙痛處。不可吞咽，吐乾口水後再塗上藥，反覆數次至痛止。

技二加水200毫升，煎取100毫升，分3次口含，每次

15分鐘後吐棄藥液。連續用藥5日。

說明　技一曾治因牙周炎、牙齦炎、牙周膿腫等引起的牙痛，屢用屢效，一般用1～2日即癒。

技二用於齲齒性牙痛。

來源　張力群等《中國民族民間外治大全》。

口腔黏液腺囊腫

技一　黃耆、黨參各30g，黃柏、旱蓮草、龍骨、海螵蛸、蒲公英各15g，三棱、莪朮、知母各10g。

用法　水煎服，每日1劑。

說明　常見於下唇及舌尖的腹面，可形成肉芽腫。

來源　張力群等《民族民間名醫方精選》。

口　臭

技一　雄黃、青黛、甘草、冰片各6g，牛黃、黃柏、龍膽草各3g。

技二　蒼朮15g，石菖蒲、砂仁、白豆蔻各10g，藿香20g，草果12g。

用法　技一共研級細末，取10g，加白開水100毫升，漱口，每日4次。

技二水煎服，每日1劑，早晚各服1次，6劑為1個療程。

說明　技二對脾胃病變所致的口臭有顯著療效。一般3～5劑見效。

來源　張力群等《中國民族民間秘方大全》。

舌 縮 症

技一　蒲黃　白礬各 2g。

用法　研細末，擦於舌根處。

說明　臨床上較少見的一種怪症，病因不明。技一曾治 67 例，擦後 5 分鐘即可痊癒。

來源　張力群等《中國民族民間秘方大全》。

老年口乾，多涎症

技一　太子參、山藥各 30g，黃耆 18g，茯苓 20g，沙參、玄參、麥冬、烏梅、玉竹各 15g，五味子 10g。

技二　升麻、茯苓、桂枝、白朮、生薑各 12g，黨參、黃耆各 15g。

用法　技一每日 1 劑，水煎早晚分服。技二水煎服，每日 1 劑，5 日為 1 個療程。

說明　技一用於口乾症，亦可用於糖尿病口渴症。

技二用於多涎症，非腦梗引起的怪症。

來源　張力群等《中國民族民間秘方大全》。

牙齦萎縮

技一　南瓜根 30g，綠豆 60g。

用法　加水煎服，每日 1 劑，每日 2 次，於飯後 1 個小時服用。

說明　亦可用於牙根痛。

來源　張力群等《民族民間秘驗方集》。

舌 炎 症

技一　黃芩20g。

技二　冰片10g。

技三　槐花、人髮各3g，酸醋2g。

用法　技一研細末，取適量蜂蜜調搽患處，每日2次，3日為1個療程。

技二研細末塗患處，每日3次。

技三槐花炒黃研細末，人發燒炭研細末，混勻後酸醋調塗舌上，每日3次，3日為1個療程。

說明　技一對舌炎有明顯療效。

技二用於舌腫不能閉口，一般6次即癒。

技三對各種原因所致的舌上出血均有療效。

來源　張力群等《中國民族民間外治大全》。

頑固性口腔潰瘍

技一　黃連、黃柏、梔子、黃芩各10g，石斛15g，肉桂5g。

用法　水煎服，每日1劑。5日為1個療程。

說明　藥液放涼後，慢慢呷服。

來源　張力群等《民族民間名醫方精選》。

口舌生瘡

技一　生地30g，牛膝10g。

技二　金銀花15g，紫草9g，板藍根10g，蒲公英

15g，生甘草5g。

用法　技一水煎分早晚服，每日1劑。

技二水煎後用藥液含漱。每日1劑，分4次用，5日為1個療程。

說明　技一用於口舌生瘡；技二用於口舌糜爛。

來源　張力群等《中國民族民間秘方大全》。

嘴唇乾裂，鼻部乾燥症

技一　生地、元參、金銀花、連翹各20g，麥冬、天冬、花椒、沙參、桔梗、玉竹各15g，射干10g，百合30g，甘草6g。

技二　玄參、麥冬各15g，生地、白芍、桑葉、枇杷葉各10g，黑芝麻、川貝各12g，丹皮6g，薄荷3g，甘草6g。

用法　均水煎早晚分服，每日1劑。

說明　技一用於嘴唇乾裂。

技二用於鼻部乾燥。

來源　張力群等《民族民間秘驗方集》。

小兒口瘡

技一　山梔子、黃柏各等量。

技二　吳茱萸10g。

用法　技一研為細末備用，每次蘸藥粉適量外塗患處。每日2～3次，連續3～5日。

技二研為細末，用米醋調勻，外敷於雙足心湧泉穴，

每晚1次，連續3～5日。

　　說明　技一可清熱解毒；

技二可引熱下行。

　　來源　張力群等《中國民族民間外治大全》。

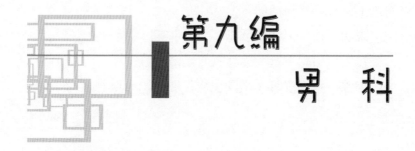

第九編

男　科

男性不育症

技一　枸杞子15g。

技二　枸杞子、菟絲子、覆盆子、五味子、車前子、韭菜子、女貞子、桑葚子、巨勝子各等份。

技三　益智仁9g，胡桃仁30g，車前仁12g。

用法　技一每晚服15g嚼碎咽下，連服1個月為1個療程，精液正常後再服1個療程。

技二共為細末，作蜜丸，每次9g，淡鹽水送下。3個月為1個療程。

技三每日1劑，分2次文火常規煎服。

說明　技一曾治42例少精（弱精）症者，一般服藥1～2個療程後精液常規檢查正常，二年後隨訪精液轉正常，33例已有後代。

技二又名「九子登科」，曾治210例少精症患者，痊癒175例，好轉29例，無效6例。

技三又名「三仁行」。曾治男性不育症58例，治癒率70.7%，總有效率94.4%。治癒時間，最短35日，最長半年，平均45日。

來源　張力群等《民族民間名醫方精選》。

陽　痿

技一　蜈蚣18g，當歸、白芍、甘草各60g。

技二　大棗6枚（去核），泥鰍400g，生薑3片。

技三　巴戟天、淫羊藿、金櫻子、葫蘆巴各10g，陽起石12g，柴胡6g。

用法　技一曬乾，共研極細末，分作40包備用。每日2次各服半包，15日為1個療程。

技二將泥鰍開腔洗淨，放入鍋內加適量水，與大棗、生薑片同煮熟食之，每日2次服完。10日為1個療程，一般3個療程見效。

技三研為細末，置於藥袋中，圍於肚臍周圍。10日換藥1次，連續2～3劑。

說明　技一服藥期間，忌食生冷，禁房事。曾治6例，均獲殊效。技二亦可用於遺精。技三可溫陽補腎。

來源　張力群等《民族民間秘驗方集》。

早　洩

技一　白頸蚯蚓（地龍）11條，韭菜汁適量。

技二　五倍子20g。

技三　蛇床子、細辛、石榴皮各10g，菊花5g。

用法　技一洗淨，開腔去內臟，加韭菜汁搗融，熱酒沖服。每日1劑頓服，12劑為1個療程。

技二擇淨，放入藥罐中，加入清水適量，浸泡5～10

分鐘後，水煎取汁，放入浴碗中，先薰蒸龜頭部位，待溫度降至40度左右時，再將龜頭浸泡到藥液中5～10分鐘。每晚1次，15～20日為1個療程，連續1～2個療程。

技三同技二，每日1次，每次30分鐘，10日為1個療程，連續1～2個療程。

說明 技一曾治多例，效果滿意，1個療程後便能持久性交。

技二可收斂止泄。技三可溫陽止泄。

來源 張力群等《民族民間秘驗方集》。

不能射精

技一 黃耆20g，滑石、茯苓、車前子、菟絲子、肉蓯蓉、扁豆花、王不留行各10g，甘草6g。

技二 細辛、仙靈脾各20g，五倍子30g。

用法 技一水煎2次，早晚分服，每日1劑，40日為1個療程。技二水煎取汁，趁熱薰蒸會陰部，待溫度適可時坐浴。每日1次，每次15～20分鐘，連續1週。

說明 技一療效較好，服藥期節房事，用清淡飲食。技二可溫陽補腎，疏通精道。

來源 張力群等《民族民間秘驗方集》。

血　精

技一 蓮房炭、牛膝炭、知母各20g，熟地炭、淮山藥、旱蓮草各30g，茯苓10g，車前子60g，荊芥炭、附子各3g，鹽黃柏6g。

技二　生地、茯苓各 12g，白芍 9g，女貞子、旱蓮草、車前子、澤瀉各 10g，丹皮 6g，糯稻根鬚 15g，台烏藥 4.5g。

用法　均每日 1 劑，水煎分 3 次服。

說明　技一用於陰虛陽亢，相火妄動，暴傷精宮所致的射精帶血者。

技二用於性交血精，色紅質稠，伴少腹及睾丸隱痛，性情急躁，夜寐盜汗等。

來源　張力群等《民族民間名醫方精選》。

陰莖異常勃起（強中）

技一　生地、炙百合各 12g，知母、黃柏、橘紅、茯苓、膽星、竹茹、遠志各 9g，鉤藤 12g，甘草 3g。

技二　肉桂、艾葉各 20g。

用法　技一每日 1 劑，水煎 2 次，早晚分服。

技二共研細末，用井水適量調為糊狀，每取適量分敷於雙足心湧泉穴，外以紗布覆蓋，膠布固定，每日 1 換，可引熱下行。

說明　又稱陽強。技一為常用方，技二適用於陽強虛火妄動。

來源　張力群等《民族民間名醫方精選》。

縮陽症

技一　韭菜子、蛇床子、紅花、當歸、生地、牛膝各 9g，桃仁 12g，川芎、桔梗各 5g，赤芍、枳殼各 6g，柴

胡、甘草各3g。

技二 老薑1塊。

用法 技一每日1劑，水煎服。技二去皮烤熱，塞入肛門內，片刻後陽物即可伸出。可溫腎助陽。

說明 指陰莖或陰囊收縮，伴有少腹部拘急疼痛之一組症候群。在寒證和熱證時均可出現，以寒證較多見。多因腎陽虛衰或感受寒邪引起。

來源 張力群等《民族民間名醫方精選》。

縮 陰 症

技一 柴胡、枳實、烏藥、甘草各10g，小茴香、桔核、赤白芍各20g，沉香、肉桂（後下）各3g，當歸15g，丹參30g。

技二 製附片15g，炒乾薑、肉桂、吳茱萸、炙甘草各10g，酒白芍20g。

用法 技一冷痛較重，病程長者加吳茱萸，葫蘆巴各10g；形寒肢冷，勃起不堅者加狗脊，補骨脂各20g，水煎服，每日1劑，早晚空腹服。藥渣水煎坐浴，每日1次，每次20分鐘，2週為1個療程。

技二水煎2次早晚分服，每日1劑。

說明 技一曾治11例，治癒9例，有效2例。對受寒後下腹部神經血管調節失常療效顯著。

技二對男子陰莖和陰囊內縮，包括婦女陰道及外陰內縮有療效。

來源 王學良等《神針妙手奇方》。

精索靜脈曲張

技一　丹參、莪朮、川牛膝各15g，柴胡10g，生牡蠣、生黃耆各30g。

用法　每日1劑，水煎分2次溫服。3個月為1個療程，一般1～2個療程可痊癒。

說明　技一有顯著療效，配合針灸效果更佳。

來源　王學良等《神針妙手奇方》。

天　宦

技一　雞睪丸1～2對，人參10g。

用法　水煎至500毫升，分3次溫服。每日1劑，30日為1個療程（至生殖器正常後停服）。

說明　適用於先天性生殖器短小，睪丸下降不全及隱睪手術後預防睪丸萎縮。

來源　馬應乖等《中國回族民間實用藥方》。

孵雛綜合徵

技一　桂枝、白芍各10g，生薑、大棗各8g，甘草6g，蘇葉3g（後下），黃連3g（後下）。

用法　每日1劑，水煎早晚分服，6日為1個療程。

說明　其症狀酷似婦女妊娠惡阻症，在妻子妊娠3個月後，丈夫出現噁心嘔吐，自汗失眠，目眩頭痛，精神抑鬱，食慾不振。該症病因不明，未見記載。技一有明顯療效。

來源 馬應乖等《中國回族民間實用藥方》。

龜頭炎

技一 雞蛋油適量。

用法 將雞蛋1個放在鍋內加熱煮熟，取其蛋黃，放在鐵勺內，文火燒成油，塗抹潰瘍處。每日3次。

說明 適用於小兒龜頭潰爛，一般5日癒。

來源 張力群等《民族民間秘驗方集》。

急性睾丸炎

技一 青皮、木通、檳榔、鹽黃柏、金錢草、紫蘇、大茴香、小茴香、石菖蒲各9g，肉桂、柴胡、甘草各6g，荔枝核10g，茯苓、滑石各15g，琥珀3g（沖服）。

技二 馬齒莧、芒硝各適量。

用法 技一每日1劑，水煎服。

技二水煎取汁，置於浴盤中坐浴。每日2次，每次10～30分鐘，每日1劑，連續5～7日。可清熱解毒，散結止痛。

說明 本病屬中醫「子癰」範疇，多為濕熱下注，熱毒結聚所致。

來源 張力群等《民族民間名醫方精選》。

急性附睾炎

技一 生薑適量。

技二 大黃、黃連、金銀花、蒲公英各30g。

用法　技一去皮，洗淨，切片備用。每次取薑片6～10片敷貼於患側陰囊，蓋上紗布，托起陰囊。每日換藥1～2次，連續5～7日。可活血止痛。

技二水煎取汁，放入浴盆中坐浴。每日2次，每次20分鐘，每日1劑。可清熱解毒，消腫止痛。

說明　起病突然，畏寒高熱，附睾腫大，壓痛明顯，陰囊可在短期內迅速增大，產生劇烈疼痛，並可向內側腹股溝及腰部放射。

來源　張力群等《中國民族民間外治大全》。

男性更年期綜合徵

技一　生熟地10～12g，丹皮、茯苓、澤瀉、女貞子、百合各12g，山萸肉、枸杞、知母各10g。

技二　附片、山萸肉、杜仲各10g，肉桂6g，熟地、丹皮、茯苓、枸杞子、女貞子、桑寄生、補骨脂各12g，菟絲子15g。

用法　均每日1劑，水煎服。

技一頭暈明顯者加菊花10g。

技二陽痿早洩重者加仙茅、仙靈脾各12g。

說明　技一用於頭暈耳鳴，腰酸腿軟，易出汗，手足心熱，舌紅苔薄，脈沉細者。

技二用於更年期出現畏寒喜暖，腰膝酸軟，四肢怕冷，陽痿、苔薄、脈沉細無力等腎陽不足之證者。

來源　張力群等《民族民間名醫方精選》。

睾丸冷痛

技一 白朮（炒）、肉桂各60g，茯苓、薏苡仁、橘核各30g。

用法 每日1劑，水煎早晚各服1次。

說明 技一治療睾丸作痛，遇冷即發，疼痛難忍者效佳，一般1～3劑可癒。

來源 張力群等《民族民間秘驗方集》。

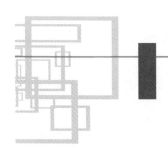

第十編
腫瘤科

肺 癌

技一　白花蛇舌草、白茅根、薏米、夏枯草各 30g，橘核、橘紅各 9g，寸冬、海藻、昆布、百部、生牡蠣、芙蓉花、蚤休各 15g，生地、元參各 12g。

技二　半枝蓮、半邊蓮、白花蛇舌草、白英各 50g。

用法　技一每日 1 劑，水煎 2 次，早晚分服。技二均用全草，鮮藥則各用 100g。水煎當茶飲。痛甚加馬兜鈴（青木香）50g，用米泔水磨汁沖服；出血加雞血藤 50g；咳嗽加淫羊霍、矮山茶各 1.5g。

說明　技一為民間治療肺癌的常用有效方劑，無毒副作用。

技二曾治 15 例，均有不同程度的好轉。還可用治肝癌，子宮頸癌。

來源　張力群等《中國民族民間秘方大全》。

胃癌與賁門癌

技一　兩頭尖 30g，生半夏 3g，沙參 15g，丹參、炒蒼朮、石斛、貝殼、雲苓、香附、內金各 9g，草蔻、薑朴、

甘草、木香、陳皮各6g，瓦楞子、穀芽各12g。

技二 藤梨根、水楊梅根各90g，野葡萄根、半支蓮各60g，白茅根、鳳尾草、半邊蓮各15g。

用法 技一水煎分2次服，每日1劑。技二飯前或早晚空腹服。

說明 技一曾配合手術，放化療治療賁門癌100例，總有效率為25%，其中有3例存活四年以上。

技二曾治胃癌25例，臨床治癒2例，顯效8例，有效11例，無效4例，總有效率為84%。服藥期間忌食酸、辣、生、冷、魚腥、紅糖、芋頭、豆製品等食物。

來源 張力群等《民族民間名醫方精選》。

肝 癌

技一 斑蝥500個、陳皮、糯米各500g。

技二 生莪朮、生三棱、生水蛭、瓦楞子、蘇木、紅花、元胡、香附、木香、砂仁、陳皮、半夏、厚朴、枳實、木通各15g，大黃9g。

用法 技一先將糯米淘洗乾淨，瀝乾，加入斑蝥後置鍋內用微火炒至焦黃，揀去斑蝥，糯火研碎，另將陳皮研粉，混勻即得。

技二共研細末，製成內服散劑。每次服3g，每日3次，3～6個月為1個療程。

說明 技一曾治原發性肝癌3例，均獲較好療效。生存達一年至二年以上。

技二曾治原發肝癌18例，有效11例。用藥後一般均

能使癌腫縮小，症狀減輕。

　　來源　張力群等《民族民間名醫方精選》。

鼻　咽　癌

　　技一　白茅根、藕片、白英、白花蛇舌草各30g，麥冬、天冬、元參、生地、紫草根各15g，銀花、沙參、黃耆、茯苓、生耆各9g，甘草3g。

　　技二　浙貝母、野菊花、連翹各9g，黨參、藁本、木通、黃芩各12g，白芍15g。

　　用法　均每日1劑，水煎分2次口服。

　　說明　技一配合化療曾治27例，存活五年以上者24例，生存率達89.9%。

　　技二為常用方劑。療效肯定，簡便實用。

　　來源　張力群等《民族民間名醫方精選》。

喉　癌

　　技一　天葵子、沙參、銀花、土茯苓、百部、山藥、大棗各15g，桔梗、僵蠶、射干、訶子、竹茹各10g，蜂房、蟬蛻各6g，蜈蚣3條，生地、赭石、元參各30g，寸冬、花粉、知母各20g。

　　用法　每日1劑，水煎2次，早晚分服。

　　說明　配合化療曾治數例，有效緩解達90%。

　　來源　張力群等《民族民間名醫方精選》。

食 道 癌

技一 降香24g，佩蘭、粉防己、半夏各12g，烏梅15g，陳皮9g，炮山甲4.5g。

技二 板藍根、貓眼草各30g，威靈仙60g，製南星9g，人工牛黃6g，硇砂3g。

用法 技一每日1劑，水煎2次分服。技二共煮，製成稠浸膏，加入澱粉等輔料，烘乾，研細開水沖服。每次1.5g，每日4次。

說明 技一曾治食管癌21例，賁門癌5例，對解除梗阻療效顯著，其中8例梗阻完全緩解，14例部分緩解，總緩解率為84.6%。

技二曾治300例食管癌。近期治癒33例，顯效53例，有效180例，無效34例，總有效率為88.7%。生存期最長超過5年。

來源 張力群等《民族民間名醫方精選》。

乳 腺 癌

技一 赤芍、白朮、土鱉蟲、川楝子各9g，當歸、桔核、川斷各12g，絲瓜絡、白薇、丹參各15g，柴胡6g，生牡蠣30g。

技二 漏蘆15g，天葵子、芸苔子、木饅頭各30g，八角蓮、地鱉蟲、白薇、金雀花各9g。

用法 技一水煎2次分服，隔日1劑。技二水煎2次分服，每日1劑。疼痛加露蜂房9g。

說明　技一用於乳腺癌肺轉移，服藥2個月後腫塊明顯縮小，5個月後消除，皮膚殘留白色疤痕，肺部轉移灶亦部分縮小。

技二曾治42例（配合化療小劑量穴位注射），有效25例，無效17例，總效率為59.5%。

來源　張力群等《民族民間名醫方精選》。

宮頸癌

技一　草河車、半支蓮各15g，白花蛇舌草、土茯苓各30g，蒼朮、萹蓄、赤芍各9g，黃柏6g，生苡仁12g。

技二　茵陳、半支蓮各15g，鬱金、青陳皮、香附、當歸、白芍、黃芩各9g，生苡仁12g，白花蛇舌草30g。

技三　知母、澤瀉各9g，生地12g，生山藥、旱蓮草、草河車各15g，黃柏4.5g，白花蛇舌草30g。

技四　黃耆、黃精、太子參、川斷各15g，桑寄生、生牡蠣、生龍骨各30g，狗脊9g，生苡仁12g，陳皮9g，升麻3g。

用法　均每日是1劑，水煎2次分服。技一用於濕熱溫毒型；技二用於肝鬱氣滯型；技三用於肝腎陰虛型；技四用於中氣下陷型。

說明　上世紀70年代，北京市中醫院曾用以上各方內服配合外治，治療宮頸癌62例。臨床治癒45例，有效8例，死亡2例，失訪7例，總有效率為85.5%。

來源　張力群等《民族民間名醫方精選》。

腸 癌

技一 黨參9g，白花蛇舌草、紅藤、敗醬草、紫丹參、白茅藤、木饅頭、生牡蠣、烏蘞莓、瓜蔞仁、金剛刺各30g，八月札、炮山甲各15g，生枳實、地榆炭各12g。

技二 豬殃殃、蜀羊泉各60g，敗醬草、鐵扁擔各30g，水紅花子15g，鴉膽子15粒（膠囊包吞）。

用法 均每日1劑，水煎2次分服。

技二便血加茜草根30g；便秘加土大黃15g、望江南30g；腹脹加莪朮9g。

說明 技一曾治腸癌14例，顯效2例，有效5例，無效7例，總有效率為50%。

技二配合化療小劑量穴位注射，治療腸癌51例，有效34例，無效17例，總有效率為66.7%。

來源 張力群等《民族民間名醫方精選》。

膀 胱 癌

技一 黨參15g，黃耆、茯苓、女貞子、桑寄生、白花蛇舌草各30g。

技二 沙苑子、山慈姑各15g，桑寄生、豬苓、白花蛇舌草各30g。

用法 均每日1劑，水煎2次分服。技一適於體弱氣虛者；技二適於體質較好者。

說明 以兩技為主，中西結合，曾治40多例，臨床治癒2例，顯效24例，有效9例，無效5例，總有效率為

87.5%。

來源 張力群等《民族民間名醫方精選》。

胰 腺 癌

技一 太子、焦白朮、茯苓、草蔻仁、陳皮、香附、鬱金、延胡索、五靈脂、半夏、海螵蛸各9g，苡仁、生黃耆各30g，當歸、瓜蔞各15g，炒柴胡、廣木香各4.5g。

技二 青黛、人工牛黃各12g，紫金錠6g，野菊花60g

用法 技一水煎2次分服，每日1劑。技二共研細末，每次2～3g，每日3次，飯後服。

說明 技一治療胰頭癌；技二治療胰腺癌多例，均有一定療效。

來源 張力群等《民族民間名醫方精選》。

甲狀腺癌與腺瘤

技一 夏枯草、山豆根、生牡蠣、黃藥子、白藥子各15g，橘核、留行子、天葵子各12g，甲珠、蘇梗、射干馬勃各9g，昆布30g。

技二 玄參、海浮石、夏枯草各30g，白芍、製香附、白芥子各12g。

用法 技一水煎2次分服，每日1劑。技二喉痛喉塞加藏青果4.5g、射干6g；胃痛胃嘈加白朮，陳皮各9g；見效慢者加蛇果草，貓爪草各30g。水煎2次分服，每日1劑，連服3個月為1個療程。

說明 技一曾治11例，近期治癒1例，顯效7例，無

效3例，總有效率為72.7%。其中1例確診為甲狀腺左葉腺癌，16劑後腫塊縮小，再服16劑後腫塊消失，隨訪8個月無復發。

技二曾經上海中醫學院用於治療甲狀腺瘤206例，臨床治癒49例，顯效58例，有效62例，無效37例，總有效率為82%。

來源 張力群等《民族民間名醫方精選》。

皮膚癌

技一 紅砒3g，頭髮、指甲各1.5g，大棗（去核）1個，鹼發白麵30g。

技二 鐵樹葉、白花蛇舌草、半支蓮、金銀花、川楝子各50g。

用法 技一先將紅砒研末後，與頭髮、指甲同置入去核大棗內，用白麵包好，放入木炭火中煅燒成炭，放冷，研細；即得。可用散劑直接敷於癌腫創面；亦可用麻油調成糊劑塗搽，每日1～2次。

技二水煎後用高度酒浸泡後用藥液外擦。

說明 兩技交替使用於皮膚癌（基底細胞癌6例，鱗狀上皮癌7例）及乳腺癌、陰莖癌、唇癌等200例：近期治癒122例，顯效33例，無效45例，總有效率為77.5%。

技一俗稱「皮癌淨」，煅燒過程須細心觀察，使火力均勻，燒成之藥團應完全炭化，色黑發亮，質輕易碎。當打開藥團後可見棗肉內有紅赤色細絲，指、髮分開，且不易破碎者為佳。

來源　張力群等《民族民間名醫方精選》。

淋 巴 癌

技一　半支蓮、夏枯草、玄參、連翹、山慈姑、金銀花、生牡蠣各500g，鵝不食草、兒茶、昆布、海藻、紫草各250g。

技二　半支蓮500g，銀花、野菊花、夏枯草各250g，山甲、大薊、小薊各15g，丹皮6g。

用法　技一水煎煮，濾液濃縮成流浸膏狀，加入輔料適量，製粒，乾燥壓片，每片重0.5g。每次口服2～4片，每日3次，連服1～3個月為1個療程。

技二共研細末，每次9g，每日3次，開水送服。

說明　技一曾治多例有一定近期療效。個別病人服藥後有噁心、食慾不振等現象。

技二曾配合化療治淋巴癌4例，顯效1例，有效2例，無效1例。

來源　張力群等《民族民間名醫方精選》。

白 血 病

技一　蜈蚣、全蠍、僵蠶、土鱉蟲各等量。

技二　生馬錢子1～2g，生甘草4.5g，七葉一枝花12g，鳳尾草12g，山豆根、茜草各9g，射干、當歸各6g，黃耆、紫草各30g，黨參15～30g，西黃粉0.6g。

用法　技一烘乾研末，製成內服散劑或糖塊（每塊含藥量0.3g）即得。每次0.3g～1.0g口服，一般用0.7g，每日

3次。慢性粒細胞性白血病每次服0.3g為宜，可蒸雞蛋和服。

技二水煎2次分服，每日1劑。並用仙鶴草、鹿含草、岩珠、銀花各30g、鳳尾草12g、生甘草3g代茶隨飲。

說明 技一中醫研究院中藥研究所等曾用於治療白血病29例，獲得緩解者占25～64.71%；獲得食慾，臨床症狀及血象改善者占65～80%。且無任何副作用發生。

技二曾配合化療及支持療法，治療急性粒細胞白血病3例有效，生存時間分別為三年半，四年半及五年。

主編所在的雲南省藥物研究所藥理研究室抗腫瘤藥物研究組曾參加中南與西南九省一市第二次白血病防治協作會議推薦的分治用方，對各型白血病有一定療效。

如用於溫熱證，多見於急性粒細胞性，淋巴細胞性及單核細胞性各型急性白血病及慢性白血病合併感染用藥有：銀花、連翹、黃芩、野菊花、地丁、天葵、蒲公英、白花蛇舌草、半支蓮、半邊蓮、夏枯草。

用於瘀血證，多見於各型急性白血病及其緩解期用藥有：丹參、雞血藤、鬱金、蒲黃、紫參、夏枯草、瓦楞子、黃藥子。用於氣血雙虛證，多見於各型白血病緩解期後用藥的有：當歸、黃耆、靈芝、黃精、雞血藤、女貞子、扁豆、赤小豆、丹參、白朮、黨參。

曾記載於中國最早的民間古典醫書《鈴醫》，名曰「七星丸」，是「以毒攻毒」的方劑，用雄黃、巴豆、生川烏、乳香、鬱金、檳榔、朱砂各3g，大棗7個。先將前七味共研細末，把已去外皮的巴豆置砂鍋中以文火炒至微

黃為度，去內皮，用雙層紙包裹後壓碎，微熱半小時，稍去油脂。

另將大棗煮熟去皮，棗核與上述藥物混合並充分搗研均勻，製成黃豆大小的丸劑，共製約90丸，朱砂為衣，晾乾即得。成人每日4～8丸，小兒每日1～4丸，於清晨空腹吞服。連服3～5日，休息1日。一般先以小劑量開始，逐步加大，保持大便每日4～5次為宜。

中醫研究院曾同法製成「抗白丹」，用於治療白血病12例，其中有效5例。據觀察對發病時間不長，且發熱出血不明顯的急性白血病療效最好。這是民間古方開發利用的成功範例。

來源　張力群等《民族民間名醫方精選》。

神經纖維肉瘤

技一　白芷、花粉、黨參、菖蒲、茯苓、桔梗、破故紙、扁豆、附子、陳皮各10g，生黃耆、熟地各30g，山藥、遠志、賊骨、白薇、炮薑、肉桂、珍珠母、天葵子各15g，山甲6g。

用法　每日1劑，水煎2次，早晚分服。

說明　曾治療胸壁神經纖維肉瘤1例，經手術治療4次，仍復發。用技一治療後，恢復健康，無復發。

來源　王學良等《神針妙手奇方》。

腦　瘤

技一　夏枯草、海藻、石見穿、野菊花、生牡蠣各

30g，昆布、赤芍各15g，桃仁、白芍、生南星、蜈蚣各9g，留行子、蜂房各12g，全蠍6g。

技二 老生薑、雄黃各20g。

用法 技一水煎2次分服，天龍片分3次隨湯藥吞服。

技二取老生薑除掉叉枝，挖一洞，掏空，薑心內留約半公分，裝進雄黃粉末，再用挖出的生薑末把洞口封緊，放在陳瓦上，用炭火慢慢焙乾，約7～8小時，薑呈金黃色，脆而不焦，捏之即碎時，即可研粉，過80目篩成極細末，瓶裝密封備用。每日服3次，每次3g。

說明 技一曾治顱內腫瘤11例，基本治癒1例，顯效3例，有效4例，無效3例，總有效率為72.7%。

技二曾治數例療效滿意，可配合真武湯內服，療效更佳。

來源 張力群等《民族民間名醫方精選》。

腦垂體腫瘤

技一 當歸、桃仁、莪朮、白蒺藜、枸杞子、天蟲、生地、寸冬、花粉、女貞子各15g，赤芍、紅花、川芎、菊花、蟬蛻、番瀉葉各10g，檳榔30g，蜈蚣5條。

用法 每日1劑，水煎2次早晚分服。

說明 曾治多例，效果較好。

來源 王學良等《神針妙手奇方》。

血 管 瘤

技一　蛋黃油適量。

技二　洋金花全草。

用法　技一取蛋黃文火製取黑褐色蛋黃油。先用3%雙氧水清洗創面，繼用0.9%生理鹽水濕敷，然後用紅外線烤乾創面，再將浸有蛋黃油紗條敷蓋在創面上，用無菌紗布包紮創面，每日換藥1次。

技二取夏季或秋季洋金花（又名曼陀羅）全草，切為10公分長短，放鐵鍋內武火熬煮2小時，用紗布濾渣取液再入鍋內繼續用文火濃縮為膏，用時攤紗布塊上貼患處，每日1次。

說明　技一曾治25例海綿狀血管瘤潰瘍患者均獲痊癒。治療次數5～25次，平均11次，治療天數6～59天，無復發。

技二係祖傳秘方，可迅速使血腫吸收。曾治神經血管瘤多例，療效較好無禁忌。

來源　張力群等《民族民間名醫方精選》。

唾液腺腫瘤

技一　白花蛇舌草、蜀羊泉、半枝蓮各30g，金銀花、連翹、地丁各15g。

用法　水煎2次，分3次服。

說明　曾治多例，療效較佳。

來源　王學良等《神針妙手奇方》。

唇 癌

技一 蟾蜍1.5g，沒藥、乳香、雄黃各15g，樟腦3g，朱砂6g，輕粉9g，麝香0.3g，巴豆霜6g。

用法 共研為細末，以陳醋調勻，調敷癌瘤處，每日1次。

說明 曾治多例，有明顯的療效。

來源 王學良等《神針妙手奇方》。

腮 腺 癌

技一 夏枯草、留行子、生鱉甲、石見穿、牡蠣各30g，天花粉24g，海藻、丹參、瓜蔞仁、苦參各15g，昆布、桃仁、生地、蜂房各12g，乾蟾蜍9g。

用法 水煎2次分服，每日1劑。

說明 技一配合活血化瘀，清熱解毒藥物，治療多例有一定療效。

來源 張力群等《民族民間名醫方精選》。

中 耳 癌

技一 蛇衣（草花蛇）9g，小蜘蛛3g，梅片0.3g。

用法 將前2味藥煆存性，研為細末，再與梅片混合，研細。將藥粉吹入耳內，每日1次。

說明 有一定的治療作用。

來源 王學良等《神針妙手奇方》。

縱隔腫瘤

技一　夏枯草 30g，昆布、海藻各 12g，牡蠣、土貝母、桔梗、丹參、丹皮、生地、山藥各 15g，橘葉、赤芍各 9g。

用法　將壁虎 15g、地龍 9g，僵蠶 6g，共研細末，煉蜜為丸，每丸 1.5～3g 備用。技一水煎後藥汁沖服藥丸，每日 1 劑，服 2 次，沖服 1 丸。

說明　對縱隔腫瘤及其他腫瘤有明顯療效。

來源　王學良等《神針妙手奇方》。

腹部腫瘤

技一　魚腥草、白花蛇舌草、地丁各 32g，薏米仁 15g，半枝蓮 10g。

技二　藤梨根 60g，蚤休 15g，槐耳 24g，貫眾、香附各 12g，白茅根、山豆根各 30g，蓖麻子 6g，茯苓 9g。

用法　均有每日 1 劑，水煎，日服 2 次。

說明　兩技均為民間驗方，技一治療闌尾腫瘤。
技二治療結腸癌，均有明顯療效。

來源　王學良等《神針妙手奇方》。

腹膜間皮瘤

技一　製鱉甲、海藻、丹參、牡蠣各 60g，穿山甲 45g，全蠍、蜂房各 30g，木香 24g，紅花 15g。

用法　水煎 2 次分服，每日 1 劑。

說明 配合針刺，有一定療效。

來源 張力群等《民族民間名醫方精選》。

腺 癌

技一 半枝蓮60g，山豆根、製鱉甲、製牡蠣各30g，夏枯草、女貞子各15g，天南星、枳實各12g，黨參、白朮、茯苓、製甘草、陳皮、半夏、地龍各9g。

用法 水煎2次分服，每日1劑。

說明 配合針刺，對腹膜間皮瘤病人有一定療效。

來源 張力群等《民族民間名醫方精選》。

肛門癌

技一 白花蛇舌草、半枝蓮各60g，忍冬藤、苡仁、昆布各30g，夏枯草、海藻、槐角、紫草根各15g，桃仁12g，厚朴、甲珠各9g。

用法 每日1劑，水煎2次分服。

說明 曾治多例有一定療效。

來源 張力群等《民族民間名醫方精選》。

纖維肉瘤

技一 生黃耆、黨參、白朮、熟地、枸杞、淮山藥、天冬各15g，茯苓12g，甘草4.5g，首烏、黃精各9g，白花蛇舌草30g，木香4.5g，大棗5個。

用法 每日1劑，水煎2次分服。

說明 配合化療，對右骼窩深部纖維肉瘤有一定療效。

來源 張力群等《民族民間名醫方精選》。

脂 肪 瘤

技一 夏枯草、海藻、生牡蠣、桑枝各15g，昆布30g，桔核、天花粉、天葵子、桃仁、赤芍、丹參、絲瓜絡各12g，川芎、甲珠各9g，黃白藥子各6g。

用法 每日1劑，水煎2次分服。

說明 曾治多發性脂肪瘤及纖維脂肪瘤4例，均獲顯著療效。

來源 張力群等《民族民間名醫方精選》。

腎 癌

技一 黃藥子9g，半邊蓮、野葡萄根30g，白茅根、糯米各15g。

技二 天葵子、女貞子、山甲、五味子、沙苑、杜仲炭、蒼朮、炮薑、肉桂、澤瀉各10g，川斷、破故紙、黨參、山藥、茯苓、大棗各15g，熟地、生耆各30g，寸冬、花粉、知母各20g，砂仁6g。

用法 均每日1劑，水煎2次，早晚分服。

說明 技一治療腎癌及其他部位腫瘤有顯著療效，半邊蓮可加至120g。

技二除治療腎癌外，對多囊腎、肝、脾也有良效。忌食魚、蝦等腥物。

來源 王學良等《神針妙手奇方》。

卵 巢 癌

技一 陳皮、小茴香、烏藥各10g，乾薑、肉桂、二丑、檳榔、菟絲子、熟地各30g，莪朮、三棱、竹茹、黨參、大黃、元明粉（沖）各15g，蛤蟆2個，黃耆50g。

技二 當歸、大黃各10g，赤芍、莪朮、三棱、桃仁、海藻、牡蠣、桂枝、炮薑、附子、急性子、元明粉（沖）各15g，生地、熟地、二丑、檳榔各30g，麥冬、花粉各20g。

用法 每日1劑，水煎2次分服。早晚分服。

說明 技一曾治4例，均有效。

技二曾治多例，服藥半年後，可見腫瘤明顯縮小，服藥8～12個月，腫塊基本消失。

來源 王學良等《神針妙手奇方》。

骨 瘤

技一 藁本、川芎、乳香、赤芍、當歸、沒藥、紅花、三七各30g，夏枯草60g，白芷、薄荷、桃仁各15g。

技二 三棱、莪朮、生半夏、地鱉蟲、生川烏、商陸、桃仁、乳香、沒藥各9g，鹿香0.3g，木鱉子0.9g，雄黃3g，斑蝥0.9g。

用法 技一共研細末，口服，每次3g，每日2次。

技二共研細末，外用，撒敷於癌腫處，或用蜜糖調和後塗敷，隔日1次。

說明 技一曾治多例有效。技二有一定療效，但用藥

後偶有局部瘙癢發泡，可停藥數日自癒，或去斑蝥，改用阿魏3g。

來源　張力群等《民族民間名醫方精選》。

絨毛膜上皮癌與惡性葡萄胎

技一　龍葵、苡仁、天花粉、紫草根、白英、丹參各15g，山豆根、半支蓮各30g。

技二　茅草根30g，淫羊霍、山楂、鳳陽菜、紫金牛、六月雪、白英、臭牡丹、高粱泡各12g，紫金皮、鐵掃帚、山蒼子根、茜草、石菖蒲、竹葉椒、紅花各9g。

用法　技一每日1劑，水煎2次分服。

技二先用黃酒60毫升炒製，再用豬肉共加水煎煮，每日1劑，頓服。

說明　技一曾治絨毛膜上皮癌34例，惡性葡萄胎43例，共計77例，近期治癒率達83.1%。

技二為祖傳秘方，對絨毛膜上皮癌曾治20多例，有抑制膀胱肺轉移的療效。

來源　張力群等《民族民間名醫方精選》。

肱骨尤文氏瘤

技一　麥冬、花粉各20g，沙參、桂枝、桑枝、薑黃、肉桂、乾薑、桃仁、香附、牡蠣、滑石各15g，斑蝥4個，穿山甲10g。

用法　每日1劑，水煎2次，早晚分服。

說明　配合化療，治療多例有效。

來源 王學良等《神針妙手奇方》。

陰莖癌

技一 土茯苓60g，金銀花12g，威靈仙、白鮮皮各9g，丹草6g，蒼耳子15g。

用法 每日1劑，水煎2次分服。另用茶葉加食鹽適量煎汁後，供局部沖洗。

說明 曾治3例，配合手術達臨床治癒。

來源 張力群等《民族民間名醫方精選》。

舌癌

技一 白花蛇舌草30g，野菊花、蒲公英、海藻、象貝、車前子、生大黃各9g，龍葵15g，生牡蠣12g。

用法 每日1劑，水煎2次分服。可用梅花點舌丹每次1粒，每日2次，隨湯藥吞服。

說明 曾治多例，有較好的療效。

來源 張力群等《民族民間名醫方精選》。

子宮肌瘤

技一 歸尾、留行子、桃仁、續斷各12g，甲珠、三棱、莪朮、牛膝、香附各9g，夏枯草15g，昆布、苡仁各30g。

技二 當歸、牛膝各9g，川芎4.5g，三棱、莪朮、象貝、夏枯草、雞內金、玄參各12g，川芎4.5g。

用法 均每日1劑，水煎2次分服。技一氣虛加黨參

12g，或太子參15g；血虧加雞血藤30g。

技二　經期提前且量多色紫者加生地炭12g、丹皮炭9g、茅根30g；減三棱、莪朮。經期延後且量多色淡者加阿膠9g、艾葉炭1.5g、熟地炭12g。經量過多色紫成塊，伴有腹痛者加益母草、蒲黃炭（包）元胡各9g，藕節炭30g。白帶過多加山藥12g，牡蠣30g；減夏枯草、牛膝。頭暈、腰酸加補骨脂、仙靈脾、枸杞子各12g。

說明　技一曾治16例，近期治癒7例，顯效4例，無效5例，總有效率為68.75%。技二曾治20例，經三個月以上治療後，均獲較好療效。

來源　張力群等《民族民間名醫方精選》。

原發性支氣管肺癌

技一　魚腥草、漏蘆、土茯苓、升麻、七葉一枝花、芙蓉葉、羊蹄根、白花蛇舌草、山豆根各30g，苦參12g。

技二　蛇六谷（先煎）、生半夏、生南星、黃藥子、夏枯草、海藻、昆布各30g。

技三　石見穿30g，赤芍、三棱、莪朮各9g，王不留行、紫丹參、延胡索各12g，蜈蚣粉（分吞）、地鱉蟲粉（分吞）、天龍粉（分吞）各15g。

用法　均每日1劑，水煎分2次服。

說明　配合放、化療有一定療效。抗放、化療反應的常用藥物，清熱解毒的有：銀花、連翹、山豆根、射干、板藍根、蒲公英、黃連。

補益氣血的有：生黃耆、沙參、西洋參、生地、丹

參、當歸、熟地、雞血藤、阿膠、龍眼肉、紅棗。

生津潤燥的有：生地、玄參、麥冬、石斛、花粉、蘆根。

健脾和胃的有：黨參、白朮、茯苓、陳皮、半夏、砂仁、麥冬、生薑。

滋補肝腎的有；枸杞、女貞子、首烏、山萸肉、菟絲子、杜仲、補骨脂、旱蓮、五味子等。

還可首選的治療中草藥有：乾蟾皮、鐵樹葉、紫草根、了哥王、天冬。次選藥有南北沙參、瓜蔞、棉花根、白英、半支蓮等。

來源 張力群等《民族民間名醫方精選》。

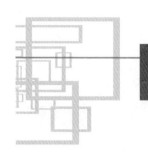

第十一編
抗癌中草藥及治療反映絕技

食管癌

技一　黃獨、生半夏、天龍、柘木、急性子、生南星。

技二　藤梨根、乾蟾皮、韭菜子、蜣螂蟲、瓜蔞、瞿麥。

技三　馬錢子、威靈仙、鹵砂、斑蝥、旋覆花。

技四　代赭石、刀豆子、柿蒂。

用法　技一為首選藥；技二為次選藥；技三為對症藥，用於吞嚥困難；技四用於嘔吐症狀。

說明　技一中的黃獨（別名黃藥子，山薯蕷）；柘木（別名柘樹，刺桑）；天南星（別名蛇六谷，山苞米、黃狗芋）；急性子（別名透骨草、鳳仙花種子）。技二中的藤梨根（別名陽桃、獼猴桃根、木子）；技三中的馬錢子（別名番木鱉）。上世紀70年代已作為抗癌製劑使用。

來源　張力群等《民族民間名醫方精選》。

胃 癌

技一 藤梨根、菝葜、鳥不宿、柘木、水紅花子、百花蛇舌草。

技二 野葡萄藤、水楊梅根、鐵樹葉、瓦楞子、猴菇菌、石打穿。

技三 八月札、烏藥、木香、砂仁。

用法 技一為首選藥；技二為次選藥；技三為對症藥，用於腹脹。

說明 技一中的菝葜（別名金剛藤、鐵菱角、紅燈果）；白花蛇舌草（別名尖刀草、龍舌草）。技二中的水楊梅（別名水石榴、白消木）；石打穿（別名石見穿、小紅參、紫參）；猴菇菌（別名猴菇片、小株猴頭菇）；上世紀70年代已作為抗癌製劑使用。

來源 張力群等《民族民間名醫方精選》。

腸 癌

技一 苦參、白花蛇舌草、鳳尾草、藤梨根、柘木、羊蹄根。

技二 訶子、紅藤、敗醬草、椿根皮、苡仁、白朮、野葡萄藤。

技三 赤石脂、餘糧石、鴉膽子、烏梅。

技四 望江南、大黃、瓜蔞。

用法 技一為首選藥；技二為次選藥；技三為對症藥，用於泄瀉；技四用於便秘。

　　說明　技一中的鳳尾草（別名雞腳草、五指草）；羊蹄根（別名土大黃、牛舌頭、羊舌頭、野菠菜）；苦參（別名野槐、地骨、牛人參）。技二中的苡仁（別名苡米、苡仁米）；技三中的鴉膽子（別名苦參子、老鴉膽），上世紀70年代作為抗癌製劑使用。

　　來源　張力群等《民族民間名醫方精選》。

肝　癌

　　技一　斑蝥、莪朮、地鱉蟲、貓人參、八月札、白花蛇舌草。

　　技二　石燕、蟾蜍、山甲、水蛭、平地木、半支蓮、龜板、鱉甲。

　　技三　茵陳、大黃、鬱金、過路黃。

　　技四　龍葵、了哥王、杠板歸、馬鞭草。

　　用法　技一為首選藥；技二為次選藥；技三為對症藥，用於黃疸；技四用於腹水。

　　說明　技一中的斑蝥（別名蕪菁、花殼豆、黃豆蟲）；莪朮（別名山薑黃、芋兒七、臭屢薑）。技二中的蟾蜍（別名癩蛤蟆）；技四中的杠板歸（別名犁頭刺、貓爪刺、蛇牙草）；上世紀70年代作為抗癌製劑使用。

　　來源　張力群等《民族民間名醫方精選》。

胰　腺　癌

　　技一　鳥不宿、瓜蔞、大黃、菝葜。

　　技二　藤梨根、羊蹄根、金錢草、八月札、半支蓮。

技三 片薑黃、廣鬱金、茵陳。

用法 技一為首選藥;技二為次選藥;技三為對症藥。

說明 技二中的半支蓮(別名牙刷草;四方馬蘭),上世紀70年代已作為廣譜抗腫瘤製劑使用。

來源 張力群等《民族民間名醫方精選》。

肺 癌

技一 山豆根、芙蓉葉、乾蟾皮、鐵樹葉、生南星、紫草根、了哥王、天冬。

技二 南北沙參、天龍、瓜蔞、棉花根、白英、夏枯草、半支蓮。

技三 紫苑、黛蛤散、山海螺、澤漆、肺形草、魚腥草、百合、雲霧草。

用法 技一為首選藥;技二為次選藥;技三為對症藥,用於咳嗽。

說明 技一中的了哥王(別名地棉根,消山藥、桐皮子);天冬(別名天門冬、明天冬);技二中的白英(別名白毛藤、葫蘆草、蜀羊泉、千年不爛心);技三中的澤漆(別名貓眼草、五朵雲、燈檯草)。上世紀70年代已作為抗癌製劑使用。

來源 張力群等《民族民間名醫方精選》。

鼻 咽 癌

技一 石上柏、葵樹子、半支蓮、草河車、蒼耳草。

技二　蛇六谷、龍葵、白英、蛇莓、蜣螂蟲、蜂房、馬勃、鵝不食草。

技三　全蠍、僵蠶、蜈蚣、白蒺藜。

技四　辛夷、細辛、魚腦石。

用法　技不為首選藥；技二為次選藥；技三技四為對症藥，分別用於頭痛及鼻塞。

說明　技一中的石上柏（別名地側柏、深綠卷柏）；技二中的龍葵（別名天茄子、野葡萄、野辣椒）；技三中的蜈蚣（別名百足蟲、金頭蜈蚣）上世紀70年代已作為抗癌製劑使用。

來源　張力群等《民族民間名醫方精選》。

宮　頸　癌

技一　天南星、莪朮、墓頭回、白花蛇舌草、鐵樹葉。

技二　鳳尾草、石上柏、白英。

技三　黃柏、芡實、白帶草、牡蠣、草河車。

用法　技一為首選藥；技二為次選藥；技三為對症藥，用於帶下。

說明　技一中的天南星（別名蛇六谷、山苞米）；墓頭回（別名回頭草、腳汗草、追風箭）。上世紀70年代已作為抗癌製劑使用。

來源　張力群等《民族民間名醫方精選》。

絨毛膜上皮癌

技一　天花粉、紫草根、石上柏、葵樹子。

技二 留行子、馬鞭草、薜荔果、土茯苓、海藻。

用法 技一為首選藥；技二為次選藥。

說明 技二薜荔果（別名王不留行、木饅頭，絡石藤）；留行子（別名王不留行奶米、大麥牛）；技一紫草根（別名硬紫草）。上世紀70年代已作為抗癌製劑使用。

來源 張力群等《民族民間名醫方精選》。

乳 腺 癌

技一 八角蓮、薜荔果、穿山甲、漏蘆、全瓜蔞、留行子。

技二 三棱、桃仁、紅花、半支蓮、夏枯草。

技三 青陳皮、香附、鹿角片、柴胡、山慈菇。

用法 技一為首選藥；技二為次選藥；技三為對症藥，用於脹痛。

說明 技三山慈姑（別名麗江山慈姑、草貝母）。上世紀70年代已作為抗癌製劑使用。

來源 張力群等《民族民間名醫方精選》。

卵 巢 癌

技一 八角蓮、莪朮、海藻、水蛭、白花蛇舌草。

技二 三棱、桃仁、紅花、半支蓮、夏枯草。

用法 技一為首選藥；技二為次選藥。

說明 技二中的夏枯草（別名燈籠頭，鐵色草）。上世紀70年代已作為抗癌製劑使用。

來源 張力群等《民族民間名醫方精選》。

膀 胱 癌

技一　白花蛇舌草、半邊蓮、杠板歸、龍葵、野葡萄藤、棉花根、天葵子。

技二　瞿麥、鳳尾草、土茯苓、馬鞭草、薏苡根、留行子、木通。

技三　地榆、大小薊、茜草、蒲黃、白茅根。

用法　技一為首選藥；技二為次選藥。技三為對症藥，針對血尿。

說明　技一天葵子（別名天葵、千年老鼠屎、夏無蹤）；技二中的瞿麥（別名石竹子花、洛陽花）。上世紀70年代已作為抗癌製劑使用。

來源　張力群等《民族民間名醫方精選》。

甲狀腺癌

技一　海藻、昆布、黃藥子、牡蠣、夏枯草、山慈姑。

技二　貓爪草、蒲包根、海蛤殼、留行子、山慈姑。

用法　技一為首選藥；技二為次選藥。

說明　技二貓爪草（別名小毛茛）。上世紀70年代已作為抗癌製劑使用。

來源　張力群等《民族民間名醫方精選》。

皮 膚 癌

技一　雄黃、蟾酥、農吉利、羊蹄根、苦參。

技二 雅膽子、馬錢子。

技三 芙蓉葉、豬殃殃、山甲、紫草、蜈蚣。

用法 技一為首選藥;技二為次選藥;技三為對症藥,用於潰瘍。

說明 技一農吉利(別名劉寄奴、蘭花野百合);技二鴉膽子(別名苦參子、老鴉膽);技三豬殃殃(別名拉拉藤、活血草);芙蓉葉(別名三變花、清涼膏)。上世紀70年代已作為抗癌製劑使用。

來源 張力群等《民族民間名醫方精選》。

顱內腫瘤

技一 葵樹子、菝葜、七葉一支花、生半夏、生南星。

技二 魚腦石、蛇六谷、蒼耳草。

技三 全蠍、蜈蚣、僵蠶、牡蠣。

用法 技一為首選藥;技二為次選藥;技三為對症藥,用於抽搐。

說明 技一中的葵樹子(別名扇葉葵、蒲葵子);生半夏(別名三葉半夏、獨葉一枝花);七葉一枝花(別名重樓、蚤休、一把傘)。上世紀70年代已作為抗癌製劑使用。

來源 張力群等《民族民間名醫方精選》。

骨 肉 瘤

技一 地鱉蟲、補骨脂、尋骨風、蜂房、薜荔果、山

甲、七葉一枝花。

技二　馬錢子、莪朮、三棱、木瓜、菝葜、蜣螂蟲、蜈蚣。

技三　桃仁、紅花、留行子、乳香、沒藥、骨碎補。

用法　技一為首選藥；技二為次選藥；技三為對症藥，用於腫痛。

說明　技二木瓜（別名貼梗海棠、鐵腳梨）。上世紀70年代已作為抗癌製劑使用。

來源　張力群等《民族民間名醫方精選》。

軟組織腫瘤

技一　七葉一枝花、蛇六谷、天南星、苦參、蜂房。

技二　三棱、莪朮、夏枯草、尋骨風、澤瀉、菝葜、木瓜。

用法　技一為首選藥；技二為次選藥。

說明　大多外用。

來源　張力群等《民族民間名醫方精選》。

白　血　病

技一　青黛、墓頭回、牛黃、狗舌草、羊蹄根、天冬、紫草根。

技二　豬殃殃、山豆根。

技三　牡丹皮、水牛角、山羊角、石膏。

用法　技一為首選藥；技二為次選藥；技三為對症藥，用於發熱。

說明　技一狗舌草（別名糯米青、白火丹草）；技二山豆根（別名廣豆根、北豆根）。上世紀70年代已作為抗癌製劑使用。

來源　張力群等《民族民間名醫方精選》。

急性淋巴瘤

技一　乾蟾皮、貓不瓜草、天葵子、蛇六谷、海藻、夏枯草。

技二　山甲、鱉甲、皂刺、黃藥子、牡蠣。

技三　蟾皮。

用法　技一為首選藥；技二為次選藥；技三用於外敷。

說明　技二皂刺（別名皂角刺、天丁）。上世紀70年代已作為抗癌製劑使用。

來源　張力群等《民族民間名醫方精選》。

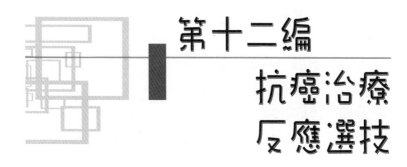

第十二編
抗癌治療
反應選技

晚期癌症劇痛病人止痛方

技一　冰片、白酒適量。

技二　甲魚1隻。

用法　技一將冰片緩慢溶解於白酒中，攪勻即得。外用，塗搽於癌痛處，每日數次至10數次，待疼痛逐步緩解後減少次數。

技二將甲魚洗淨，放入砂鍋或鋁鍋的沸水中（水量以淹沒甲魚為度）煮5～10分鐘，取出膽囊擠出膽汁（甲魚肉可另外食用）。甲魚在500g以下，膽汁為一次服用；500g以上，膽汁分為2次服。一般日服1次，空腹內服。

說明　技一癌痛處如有潰爛破皮時不宜使用。

技二對癌症晚期常見的頑固性和持續性劇烈疼痛，有一定的止痛效果。

來源　張力群等《民族民間名醫方精選》。

抗癌治療中提升白細胞和血小板方

技一　雞血藤、活血龍30g，當歸、甘草各9g。

技二 雞血藤、虎杖各30g，黨參、黃耆、葛根各15g，當歸9g。

技三 黃耆、黨參、當歸各9g，首烏、熟地、補骨脂、女貞子、墨旱蓮各12g，製甘草3g。

技四 茜草根30g，小茴香3g。

技五 刺五加（鮮）15～30g。

技六 花生衣適量。

用法 技一至技四加水煎煮，製成煎劑。技五蒸服，技六炒製後研末沖服。技一至技五每日1劑，煎（蒸）2次分服，亦可加入抗癌主藥中服用。技六沖服，每日3次，每次3～9g。

說明 每用一技為1個療程。

來源 張力群等《民族民間名醫方精選》。

抗癌治療噁心嘔吐方

技一 半夏、竹茹、茯苓、蘇梗各9g，代赭石30g，陳皮、枳殼、木香各4.5g。

技二 刀豆殼（或刀豆子）30g。

用法 均每日1劑，水煎2次分服。

說明 技二可加入抗癌主藥中服用。

來源 張力群等《民族民間名醫方精選》。

抗癌治療食慾不振方

技一 穀芽12g，白朮、山楂、六麴各9g，雞內金6g，木香、陳皮各45g，砂仁3g。

用法　每日1劑，水煎2次分服。

說明　在放療中使用。

來源　張力群等《民族民間名醫方精選》。

抗癌治療腹瀉方

技一　白朮、茯苓、石榴皮各9g，木香、陳皮各4.5g，甘草3g。

用法　每日1劑，水煎2次分服。

說明　與抗癌主藥分別服用。

來源　張力群等《民族民間名醫方精選》。

抗癌治療血尿方

技一　大薊、小薊、瞿麥各15g，白茅根、薺菜花、茜草根各30g。

用法　每日1劑，水煎2次分服。

說明　與抗癌主藥分別服用。

來源　張力群等《民族民間名醫方精選》。

放療後口乾，咽燥及舌紅方

技一　石斛、知母、烏梅各9g，玄參、麥冬各12g，天花粉、石豆蘭各15g，蘆根、茅根各30g。

用法　每日1劑，水煎2次分服。

說明　與抗癌主藥分別服用。

來源　張力群等《民族民間名醫方精選》。

放療後便血方

技一 槐花末、生地炭、地榆炭、伏龍肝（包）各30g，椿根皮15g，訶子、白尤各9g，陳皮6g，甘草3g。

用法 每日1劑，水煎2次分服。

說明 與抗癌主藥分別服用。

來源 張力群等《民族民間名醫方精選》。

治療放射性肺炎方

技一 知母、杏仁、苡仁各9g，南沙參、北沙參、麥冬、製紫苑、製枇杷葉各12g，桑白皮15g，蘆根、肺形草、石豆蘭各30g。

用法 每日1劑，水煎2次分服。

說明 與抗癌主藥分別服用。

來源 張力群等《民族民間名醫方精選》。

宮頸癌放療後直腸反應方

技一 白花蛇舌草、白茅根、赤砂糖各30g。

用法 先煎藥，後加糖，攪勻即得。每日1劑，水煎2次分服。

說明 用於腹痛或腹瀉，便秘、便血等。

來源 張力群等《民族民間名醫方精選》。

鼻咽癌放療後熱性反應方

技一 元參、麥冬、山豆根、茅根各15g，生地、銀

花、沙參各9g，黃芩6g，毛藤、藕片、白花蛇舌草各30g。

　　用法　每日1劑，水煎煮後當茶飲。

　　說明　寒性反應不宜用此方。

　　來源　張力群等《民族民間名醫方精選》。

放療後陽虛反應方

　　技一　生耆、潞黨、茯苓、熟地各15g，杭芍、白朮、銀花、紫河車各9g，毛藤、敗醬草各30g，大棗5個。

　　用法　每日1劑，水煎2次分服。

　　說明　陽虛反應為頭暈、四肢無力、自汗、虛汗、飯量減少及白細胞下降等。紫河車應研末吞服。技一可用於各種癌之放療後的陽虛反應。

　　來源　張力群等《民族民間名醫方精選》。

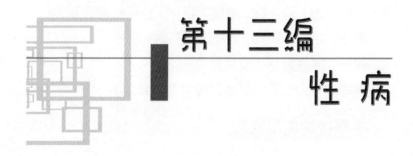

第十三編
性 病

非淋菌性尿道炎

技一 蠶豆、牛肉各150g，老薑15g。

技二 金櫻子30g，鯽魚1條。

技三 芹菜根30至60g。

技四 鳳尾草30～60g，生苡米20g。

技五 青橄欖250g，蘿蔔500至1000g。

用法 技一加水煮至爛熟，調味佐膳。

技二鯽魚去臟留鱗，煲湯，調味飲湯食魚。

技三加水煮沸，加適量白糖，每日早晚各服1次。

技四取第二次淘米水3碗加入，煎至1碗，加食鹽少許調味，飲用。

技五煎湯代茶，分多次飲用。

說明 技一用於該病的腎陽衰憊；技二用於腎陰虧耗；技三用於中氣不足；技四用於濕熱下注。技五用於肝鬱氣滯。

來源 張力群等《民族民間秘驗方集》。

軟 下 疳

技一　金銀花、地榆各30g，野菊花13g，秦皮15g。

技二　萹蓄120g，黃連60g，甘草30g。

技三　茯苓30g，黃柏、甘草、黑梔子仁各9g，肉桂3g。

技四　金銀花150g，土茯苓12g，當歸、熟地黃各60g，黃柏30g，山茱萸9g，肉桂6g，北五味子3g。

用法　技一煎湯外洗，每日3次。技二水煎內服並外洗。技三水煎內服。技四研末，每日沸水調服30g。

說明　該病以生殖器部位發生疼痛性潰瘍，並伴有腹股溝淋巴結腫大為特徵。

來源　張力群等《民族民間秘驗方集》。

性病性淋巴肉芽腫

技一　馬齒莧60g，蒲公英、金銀花各30g，牡丹皮15g

技二　龜板、青果各適量。

技三　壁虎30g，冰片15g，煅珍珠3g。

用法　技一水煎，外洗患處，初起時用。技二均煅存性（龜板去火毒），共研細末，外敷瘡口，使其收斂。技三壁虎洗淨，焙乾，研末，過篩後高壓消毒。後二藥共研細末，用藥撚粘取藥粉，插竇道中，每日1次。

說明　本病初起生瘡往往發生於生殖器上，而後淋巴結腫大，形成瘻管，癒合成瘢痕攣縮。可內服抗生素，外

用中藥。

來源　張力群等《中國民族民間外治大全》。

腹股溝肉芽腫

技一　甘草、牡蠣各適量。

技二　炒鱉甲、麻油各適量。

技三　馬齒莧60g，黃柏15g，敗醬草30g。

技四　大蒜頭一把。

用法　技一水煎為20%甘草水，牡蠣焙乾研粉。用甘草水調牡蠣粉敷患處，用於潰瘍增殖型。

技二研末，麻油調敷患處。用於潰瘍較深，甚或形成瘻管。

技三煎水外洗，溫濕敷，多用於潰瘍面滲出多者。

技四煎水，先薰後洗，薰時患部用布覆蓋，使熱氣薰患部。用於外生殖器象皮腫者。

說明　又稱性病肉芽腫，流行於熱帶、亞熱帶。其特點為外生殖器及其附近皮膚黏膜發生進行性無痛的呈匐行狀的潰瘍。

來源　張力群等《中國民族民間外治大全》。

生殖器疱疹

技一　蛇床子適量。

技二　桃仁10g

技三　苦參、白鮮皮、馬齒莧、丹皮、蒼朮各30g，當歸10g。

用法 技一焙乾研細末，以植物油調成糊狀，外塗，每日1～2次。

技二研泥，雄黃少許，和勻做成藥汁，外塗患處，每日1～2次。

技三加水適量，煎湯外洗患部，每日1～2次。

說明 由疱疹病毒引起，又稱陰部疱疹的一種性傳播疾病。內服抗病毒藥，外治用中草藥。

來源 張力群等《中國民族民間外治大全》。

傳染性軟疣

技一 紅花、生半夏各30g，樟腦10g，紅藤15g。

技二 馬齒莧30g，蜂房、白芷各10g，牛蒡子、苦參、百部、黃柏各15g。

用法 技一用75%酒精浸泡一週，濾後外擦患處。技二以水煎300毫升，熱敷患處，每日3～5次。

說明 為痘病毒感染所致，是一種接觸性傳染的皮膚病，也可以由不潔性交傳染。可感染皮膚及角結膜，多發於兒童，因密切接觸而傳播。皮損好發於軀幹，四肢。

來源 張力群等《中國民族民間外治大全》。

生殖器念珠菌病

技一 元明粉50g。

技二 蛇床子50g，苦參30g，當歸尾15g，雄黃10g。

技三 珍珠、青黛、雄黃各3g，黃柏9g，兒茶6g，冰片0.03g。

用法 技一放在淨盆內,用開水約兩大碗沖化,趁熱先薰後洗10分鐘左右,每日2～3次,連用2日更換新藥。一般洗1～2日可明顯收效。3～4日症狀可消失,用於急性期。

技二水煎2次藥液合併,趁熱先薰後洗,每次10分鐘,每日2～3次。每劑可用3～4日,用時再煎開,用於慢性期。

技三共研細末外搽用。

說明 由白色念珠菌感染引起,可存在於人的口腔、腸道及陰道黏膜上。這三個部位的念珠菌可互相感染。

來源 張力群等《中國民族民間外治大全》。

嗜血桿菌性陰道炎

技一 苦參、黃柏、蛇床子、白蘚皮、地膚子各15g。

用法 煎開後3～5分鐘,趁熱先薰後洗。每日2次,每次洗10分鐘。

說明 本病以白帶增多,外陰瘙癢為主要表現,故亦屬於中醫帶下病,陰癢的範疇。

來源 張力群等《中國民族民間外治大全》。

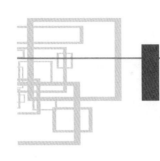

第十四編
其他病症

戒　毒

技一　淮山藥、茯苓、法半夏、杜仲、鶴虱、旋覆花（絹包）、款冬花各 15g。

技二　罌粟殼 40g，陳皮 4g，楂炭 5g，焦白朮 2.5g，炮薑 4g，杜仲 5g，甘草 10g，炙黃耆 15g，香附 3.5g，黨參 50g。

技三　鱔魚血適量。

用法　技一用河水熬煎至一碗，去渣，分十餘次兌酒服，早癮早服，晚癮晚服。

技二每日 1 劑，水煎分服至 30 日，其癮必斷。

技三每日用鱔魚 1～2 條，滴血沖酒，輕者吃四五十條，重者百餘條，自見煙遠避。

說明　指戒鴉片煙之有效民間驗方。戒海洛因為輔助療法。

來源　張力群等《海洛因等阿片類物質依賴的臨床與治療》。

戒　菸

技一　魚腥草30g，地龍、遠志各15g，藿香、薄荷、甘草各10g。

技二　魚腥草250g。

技三　檳榔1個。

用法　技一體虛者可加人參5g，水煎服，每日1劑，每日服3次，可連續服用7～10劑。

技二水煎當茶飲，每日早晚各煎1劑服用。

技三將檳榔打孔，裝菸吸，數日後即見效。

說明　以上各技有一定療效。

來源　張力群等《民族民間秘驗方集》。

戒　酒

技一　活黃鱔1條。

用法　取1條約0.25公斤重活黃鱔裝入盛有白酒或黃酒半公斤之瓶內，浸泡7日，慢飲之，即戒。

說明　該技有取「杯弓蛇影」之意。

來源　張力群等《民族民間秘驗方集》。

急性酒精戒斷症狀

技一　黃耆、熟地、山萸肉、焦三仙、炒棗仁、柏子仁、山藥、龍齒各20g，枳殼10g。

用法　水煎服，每日1劑。

說明　嗜酒者停飲後出現的高血壓、心動過速、呼吸

急促、震顫、多汗及焦慮等症狀。

來源 張力群等《民族民間名醫方精選》。

退熱鎮痛

技一 生石膏30g，生地20g，連翹、防風、丹參、川芎、荊芥各10g，羌活、獨活各6g。

用法 水煎服，每日1劑。

說明 用於各種原因引起的發熱及疼痛。

來源 張力群等《民族民間名醫方精選》。

夜間頭痛

技一 川芎30～40g，當歸10g，蜈蚣1條。

用法 前2味水煎2次兌勻，蜈蚣研細末，分2次用煎藥沖服。每日1劑，12日為1個療程。

說明 用於各種頭痛。但叢集性，外傷性頭痛加柴胡、細辛。

來源 張力群等《民族民間名醫方精選》。

肋骨尖端綜合徵

技一 金銀花、連翹、黨參、白朮、黃耆各20g，淫羊藿、巴戟天、乳香、沒藥各5g。

用法 水煎服，每日1劑。

說明 第8～10肋前端持續性疼痛，不發熱，體檢發現下面某一肋骨尖端活動度較大，有明顯觸痛，無紅腫結節。

來源 張力群等《民族民間名醫方精選》。

競技綜合徵

技一 當歸、茯神、遠志各10g，人參、黃精各15g，熟地12g，龍眼肉、枳殼、陳皮各10g，木香、甘草各6g。

用法 水煎服，每日1劑。

說明 表現為心慌、氣急、頭暈、視力模糊、面色蒼白、出冷汗、甚至休克。

來源 張力群等《民族民間名醫方精選》。

慢性疲勞綜合徵

技一 人參、甘草、當歸、遠志、柏子仁各10g，棗仁、熟地、茯苓、黃耆各15g，五味子8g，陳皮7g，龍骨20g，合歡皮10g，夜藤15g，大棗6枚。

用法 水煎服，每日1劑，10日為1個療程。

說明 經常頭痛、頭暈、耳鳴、煩躁、乏力、腰酸背痛、胸悶氣短，失眠多夢，記憶力下降，食慾不振等。

來源 張力群等《民族民間名醫方精選》。

胸廓出口綜合徵

技一 透骨草、伸筋草各30g，當歸、忍冬藤各20g。

用法 煎水患部熱敷，每日2次。

說明 第一肋骨所包圍的胸廓出口處，臂叢和鎖骨下血管遭受壓迫而引起的症候群。

來源 張力群等《民族民間名醫方精選》。

一氧化碳中毒

技一　桃仁20g。

技二　白蘿蔔適量。

用法　技一加水煎，去渣，分服，每日1劑。技二搗汁，灌服，醒後，白糖水服下，可很快恢復。

說明　技二用於煤氣中毒。

來源　張力群等《民族民間秘驗方集》。

少年白髮

技一　何首烏150g，黑芝麻50g，桑葚子100g，萬年青2片、白果300個、桔梗15g。

用法　共研細末，每日早飯後服10g，連服1個月，可長出黑髮。

說明　萬年青係藥片。

來源　張力群等《民族民間秘驗方集》。

狐　臭

技一　大田螺1個。

用法　放在清水中養三天，見田螺張開，立即用鐵尖挑一粒巴豆放入田螺張開的腔內，再將田螺放入空碗中，約一個小時後，田螺肉與巴豆化為水，用此水多次塗後再也聞不到狐臭味。

說明　巴豆有毒，切勿入口。

來源　張力群等《民族民間秘驗方集》。

脫 髮

技一 脫髮若干。

用法 將自身脫的頭髮用水煎,待水分將乾時,拿底部的像膏一樣的物質塗到頭髮上,可預防再次脫髮,並使頭髮光澤。

說明 該技用於婦女、簡單方便,是一種難得的秘方。

來源 張力群等《民族民間秘驗方集》。

雞蛋美容

技一 雞蛋1個。

用法 雞蛋1/4的蛋白和蛋黃調和,均勻塗在臉上,動作要快,10分鐘內不說笑,讓皮膚收斂,然後用溫水洗淨並擦上潤膚液。20～30歲每週2次,30歲以上者每週3次。

說明 蛋白適用於皮膚中性、油性,有皺紋者。蛋黃適用於皮膚乾性,乾澀無光澤,有細小皺紋者。

來源 張力群等《民族民間秘驗方集》。

去面部黑斑

技一 苦櫪子樹皮1塊。

用法 配米湯0.5公斤,加1個雞蛋白煮開放冷,早上用藥水洗黑斑,幾天後自除。

說明 洗時不要吃辣。

來源　張力群等《民族民間秘驗方集》。

黑臉變白

技一　天門冬適量。

技二　冬瓜1個。

用法　技一和蜂蜜搗爛放入洗臉水中，每日洗臉，皮膚也能變白。

技二將去皮的冬瓜切成小片，加水和黃酒各一半煮爛成膏，每日晚上擦在臉上，次晨除去。

說明　技二效果較佳。

來源　張力群等《民族民間秘驗方集》。

傷口不留疤

技一　白蜜適量。

技二　白僵蟲數條。

用法　技一用白蜜煉介殼火粉塗於疤痕上，數次後可除疤痕。

技二用白僵蟲粉塗之即可。

說明　技一技二用於頭和臉顯眼處生瘡後留下的疤痕。用生薑汁調粉搽患處，也可使傷口癒後不留痕跡。

來源　張力群等《民族民間秘驗方集》。

黃牙變白

技一　食鹽、蘇打各等份。

用法　加水少許混合成牙膏狀，用以刷牙。

說明　每週1～2次，長期使用可使黃牙變白。

來源　張力群等《民族民間秘驗方集》。

粉　刺

技一　牙膏1支，強的松2片。

技二　硫黃、生大黃各30g。

用法　技一強的松片研粉，混合牙膏擦臉，每日2～3次，7日後便可除去臉上粉刺。技二共研細末，用溫水調塗患處。每日早晚各1次，每次塗藥前，應先用熱肥皂水洗患處。

說明　內治可用石膏10g，熟地、杭菊各9g、知母、牛膝各4.5g，水煎服，每日1劑。

來源　張力群等《民族民間秘驗方集》。

五指治病

技一　捏大拇指。

技二　捏食指。

技三　捏中指。

技四　捏無名指。

技五　捏小指。

用法　用力捏、搓。技一可以治肝病；技二可以治肺病；技三可以治心臟病；技四可以治脾症的疾病；技五可以治腎臟的疾病。

說明　上述曾載於《摩訶止輔行》。

來源　張力群等《民族民間秘驗方集》。

砒霜中毒

技一 防風50g。

技二 白鴨血100毫升。

用法 技一磨成細末，沖冷水服下。技二殺白鴨取其鮮血趁熱灌入。

說明 兩技均可化險為夷。

來源 張力群等《民族民間秘驗方集》。

七竅流血

技一 黃耆50g，當歸25g。

用法 急用冷水在其臉上噴幾下，用幾層厚紙浸冷酸醋後包在額頭上，止住血後，再用技一煎濃湯，加童便一杯，頓服。血自然回到經絡，慢慢就恢復健康了。

說明 指患者來不及用藥或送醫院所採取的急救措施。

來源 張力群等《民族民間秘驗方集》。

性交暈厥

技一 人參附子湯。

技二 黃耆200g，當歸100g，附子25g。

用法 先將暈厥者抱起，以口氣呵之，防其氣不入。再用技一煎湯灌下。若無人參再用技二煎服。

說明 對有心腦血管患者應急送醫院。

來源 張力群等《民族民間秘驗方集》。

酒醉暈厥

技一 樟木屑20g。

用法 用酒三杯，煎沸，等到溫暖時灌下，須臾就會醒過來或者用樟木子100g煎水服下。

說明 技一屢用屢驗。

來源 張力群等《民族民間秘驗方集》。

斷指再接

技一 降香粉末30g。

用法 速將斷指接回原處，外敷降香粉末，然後用布條包起，一星期後，手指完全癒合。

說明 此技在遠離醫院的情況下使用。

來源 張力群等《民族民間秘驗方集》。

煙燻救治

技一 白蘿蔔適量。

用法 搗汁灌下，半個鐘頭可以使其蘇醒。

說明 因失火被煙燻昏，只要身體還暖，即可用此法。

來源 張力群等《民族民間秘驗方集》。

石灰入眼

技一 白砂糖適量。

用法 用細小的白糖溶於水中，將眼皮展開，以糖水滴入眼中，可以避免眼睛被石灰燒傷。

說明　若不及時處理，易致盲。

來源　張力群等《民族民間秘驗方集》。

雷擊觸電

技一　蚯蚓若干。

用法　搗爛，以被擊者之足內側並臍窩周圍厚塗之，一邊高呼其名，自然即活。

說明　此技為就地取材急救法。

來源　張力群等《民族民間秘驗方集》。

痔　瘡

技一　田螺3～5個。

技二　黃連、兒茶、細辛、大黃、薄荷、血竭、甘草各10g。

用法　用冰片點入田螺內，放地下埋一晝夜，其肉自分為水，用此水點痔，連點一週，核脫落即癒。內服車前子30g，煮3個雞蛋吃。技二水煎服，3劑即癒。

說明　技一有特效。

來源　張力群等《民族民間秘驗方集》。

支氣管哮喘

技一　杏仁、桃仁各25g。

技二　癩蛤蟆1隻。

用法　技一去皮尖，研末薑湯送服，連服5日。技二剖開後去內臟，將雞蛋1個放入肚裡，外用泥土包住，在

火上燒熟。去泥和蛤蟆不要，每日早晨吃雞蛋1個，病重連服5日痊癒。

說明 忌吸菸及油暈。

來源 張力群等《民族民間秘驗方集》。

處女閉經

技一 白鴿3隻，血竭60g。

用法 將血竭20g裝入白鴿肚內，燉熟吃之。每日1只，連用3日。

說明 用於未婚女子的閉經。

來源 張力群等《民族民間秘驗方集》。

食物避孕

技一 柿子蒂7個。

用法 放在小瓦片上烤焦研粉（不能用金屬），開水沖後冷服，可保一年不孕。

說明 一年內不能吃柿子。

來源 張力群等《民族民間秘驗方集》。

長壽藥酒

技一 黨參、麥冬、白朮、龜膠、蟄皮、川芎、防風、廣橘皮、枸杞、茯苓各30g，當歸、熟地、生地各36g，獨活、五味子各24g，肉桂18g，蜜炙箭耆、伏神各60g，紅棗、冰糖各1000g。

用法 將上藥泡入高粱白酒或黃酒20公斤的罐內，埋

於土中，7日後酌量飲之。

說明　技一為清代梁章原在《歸田鎖記》中有一百歲酒的配方，有治耳聾、明目、黑鬚駐顏的功效。

來源　張力群等《民族民間秘驗方集》。

瘋狗咬傷

技一　地鱉蟲7個（剪去足），桃仁7粒（去皮尖），生軍10g。

用法　共研細末，再加蜂蜜10g，白酒一碗，煎湯連渣服之。

說明　如不喝酒的，用水煎亦可，小兒減半，孕婦不忌。

來源　張力群等《民族民間秘驗方集》。

毒蛇咬傷

技一　菸油水一碗。

用法　用水洗旱菸杆內菸油水一碗，令被咬傷者服之，毒蛇咬的越吃越想吃。若不是毒蛇咬的則用艾葉泡水喝。傷口經肥皂水洗淨後，再用半枝蓮、半邊蓮、七葉一枝花各適量，搗爛敷傷口有特效。

說明　因菸油有尼古丁毒素，故以毒攻毒。

來源　張力群等《民族民間秘驗方集》。

六氣治病

技一　念「噓」可以治肝臟的疾病。

技二　念「呵」可以治心臟的疾病。

技三　念「呬」可以治肺的疾病。

技四　念「吹」可以治腎臟的疾病。

技五　念「呼」可以治三焦的疾病。

用法　念時只動嘴出氣而不出聲，耳朵當然就聽不到嘴裡所念的聲音了。但要全神貫注，字字分明，心情放鬆，不可緊張。

說明　三焦，這裡指消化系統的循行路線。

來源　張力群等《民族民間秘驗方集》。

鬼壓鬼打

技一　雄黃、牛黃各3g，朱砂0.9g。

用法　研末和勻，以3g燒於床下，3g溫酒調灌之。

說明　如人初到客舍及無人冷房，睡覺時夢中覺鬼物壓打，其人呃呃有聲，呼之不醒，喃喃不休，或狂呼亂喊，用持一即見良效。

來源　張力群等《民族民間秘驗方集》。

辟　穀

技一　黑豆8000g，火麻5500g。

用法　黑豆洗淨後，蒸3遍，曬乾去皮，火麻仁湯浸1宿，濾出曬乾，用膠水拌曬，去皮掏淨三遍，碓搗，拌入黑豆，兩藥共為細末，用糯米粥合成團，如拳頭大，入甑蒸。入暮至子時（夜12點）住火，至寅時（晨4點）取出，放入瓷器內盛貯，不要風乾。每次服1團，7日1次，

可不吃食物。

說明　辟穀不等於絕食，仍可吃乾鮮果品，芝麻、黑豆等。技一為《壽世保元・救荒辟穀》所載。

來源　張力群等《民族民間秘驗方集》。

怪　病

技一　茯苓16g，胡黃連10g。

技二　芝麻油3000g，大麻子汁2000g

技三　人參、龍齒、赤茯苓各3g，朱砂3g

用法　技一每日1劑，水煎服，早晚各煎1次。技二將芝麻油坐浴（溫熱），飲大麻子汁，每晚1次。技三水煎藥調飛過朱砂，睡時服。每晚1劑。

說明　技一載《夏子益奇疾方》，後載於清人吳世昌所著《奇方類編》，與現代氣性壞疽，血栓閉塞性脈管炎、骨髓炎等有相似之處。

技二出處同技一，與現代直腸脫垂相似。

技三出處同技二：「有人坐臥行走，覺身外有身，一樣無別，但不語。蓋人臥則魂歸於肝，此由肝虛邪襲魂不歸舍，名曰：離魂」。類似現代精神疾患。用技三治療，一般3次見效，3～5次而癒。

來源　張力群等《民族民間秘驗方集》。

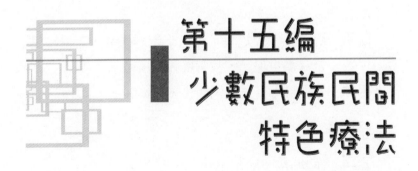

第十五編 少數民族民間 特色療法

降脂食物

技一 磚茶。

技二 優酪乳塊。

技三 皮辣紅。

用法 技一是蒙古族常飲用的一種降脂茶，用茶樹細枝和葉莖壓縮成塊，透過發酵後生出黃色菌。技二為哈薩克族常食的一種食品，含有天然的乳酸菌。技三是維吾爾族民間常食的一種食物，是將洋蔥配鮮辣椒、番茄。共切成絲，放入適量的食鹽涼拌而成。

說明 技一消導理氣，促進脂質分解有減肥作用。技二促進胃腸吸收，並降脂。技三清心開胃，除膩消脂。

來源 張力群等《民族民間秘驗方集》。

畬族鮮藥療法

技一 新鮮紫蘇葉100g，橘葉7片，鮮蔥2根，生薑3片，亂頭髮1撮。

用法　放在小碗內，滴上7滴植物油，加蓋後置鍋上蒸15分鐘備用。患者俯臥於床上，裸露背部。施術者趁熱取出碗內藥物，在患者背部自上而下反覆搓揉，直至出現紫色「痧斑」為止。

說明　技一對感冒、頭痛、咳嗽、哮喘、腹瀉等病症有獨特療效。

來源　張力群等《民族民間秘驗方集》。

藏醫白脈療法

技一　油脂或軟膏類藥物。

用法　在白脈（指由腦之根部向下伸延，分支而遍佈全身的脈絡）走行部位，用加熱後的油脂或軟膏類藥物，以適當手法，在痛點進行塗抹，按摩和推拿，以恢復白脈正常功能的一種傳統療法。

說明　技一增強免疫力，除病祛邪；促進氣血通暢，散瘀消腫。藏醫認為，皮膚粗糙，精血虧虛，體力虛衰，年邁體弱，視力衰減，失眠等都可用此法治療。

來源　張力群等《民族民間秘驗方集》。

藏醫搽塗療法

技一　動物油。

技二　植物油。

用法　技一野牛的浮油常用來治風心病和紅色斑疹；馬、驢或野驢油脂可用來治療黃水病，皮膚瘙癢症；鹿脂油常用來治因蝨子、蚊子等害蟲所叮咬之皮膚瘙癢；狗脂

油用以治療被狗咬傷處；豬油與硫黃藥末調糊治療牛皮癬；白酥油調麝香治療因熱證引起的失眠或晝夜失眠等。

技二用陳酥油和屋樑上煙灰、川木香、大黃、青鹽、酒麴和瑞香狼毒灰共研細末塗抹，治療皮膚瘙癢及脫皮症；用水調和水柏枝、訶子末治療中毒後四肢發腫。

說明 凡食不消化，大腿僵直，服珍寶藥而中毒，胃氣衰微以及水腫、培根病等，均不宜用搽塗療法，以免產生不良效果。

來源 張力群等《民族民間秘驗方集》。

土家族薰蒸療法

技一 艾絨 500g，菖蒲、白芷、川芎、神香、野菸葉、薄荷各 50g。

技二 刺五加、水菖蒲、大血藤、小血藤、川烏、大風藤、羌活、獨活、桂枝、龍鬚藤各適量。

用法 技一先製備土家白虎炙條，無火焰，燃燒緩慢，可直接放到關節病變處，疼痛處或穴位上，使煙薰患處，每日1次，每次薰10分鐘。技二倒入一大鍋內煎煮，等藥物煮30分鐘左右後，在鍋上橫擱幾塊木板，木板上放一個小凳子，用厚布或塑膠布圍住身體。將臉露出來，然後用小火蒸，每次30分鐘。溫度保持在30～40度為宜。一般薰蒸3～4次即見明顯效果。

說明 技一適用於風濕腫痛，腰膝痛、坐骨神經痛等。技二適用於四肢麻木、風濕腫痛、濕疹、疥瘡等。

來源 張力群等《民族民間秘驗方集》。

苗族掐蝴蝶療法

技一　掐飛蛾。

用法　苗醫認為，人體的前胸廓就像一隻巨型的蝴蝶（飛蛾），兩側為翅膀，中間為身，上方鎖骨中點為頭，整個蝴蝶形均為取穴的範圍。

操作時用拇指尖用力對蝴蝶斑處掐刺，以能忍受並有酸、麻、脹、痛感為宜。每日1次，連續3日為1個療程。每2個療程間隔1～2日。

說明　苗醫把咳嗽、高熱、氣喘為主症的肺部疾病稱為「飛蛾症」。適用於急性氣管炎和慢性氣管炎急性發作。

來源　張力群等《民族民間秘驗方集》。

傣族特色磨藥法

技一　動植物藥。

用法　將藥物蘸水或油後放到糙石上反覆研磨取汁的方法。常用的磨藥有薑黃、野薑、生薑、石菖蒲、通血香、台烏、香茅草根、甜草根、臘腸樹心、臘腸豆、黑心樹心、野牛角、馬鹿角等。

如咽喉腫痛時取甜菜根、榕樹根各6g，加米湯水反覆磨後取汁內服。出現咳嗽無法入睡時，取穿山甲3g，台烏10g加米湯水磨汁後內服。治療各種療瘡膿腫時，取山芝麻根9g加水研磨後外搽。

說明　甜草根具有清熱解毒，止咳化痰的功效。榕樹

根具有清熱,透疹作用,用於治療扁桃體炎。磨藥法的特點是藥物有效成分不被破壞,可用於內服外擦治療。

來源 張力群等《民族民間秘驗方集》。

壯族溫刮縛紮刺法

技一 膻中穴、湧泉穴。

用法 患者正坐或側臥,暴露胸背部及上肢,醫者站在患者的左側或右側,兩手分別在胸背部由輕而重、由下而上,均勻地刮,至皮膚微紅潤為宜,繼而刮至肩肘部,然後以浸過油,烘熱的紗布自肩部環繞縛紮至距手指端1～3公分處,消毒指端皮膚,以三棱針針刺放血少許,鬆開紗布,按摩縛紮處3分鐘,接著用烘熱的桐油擦胸口膻中穴(兩乳頭連接中點)和足底湧泉穴(足底前部凹陷處),最後用艾條溫和灸此兩穴,令全身微微出汗為宜,每日1次,2次為1個療程。

說明 該療法在調氣解痧毒的理論指導下,由促進氣血運行來排除痧毒。

來源 張力群等《民族民間秘驗方集》。

苗族克毒療法

技一 食物鏈克毒法。

技二 毒餌克毒法。

技三 自身克毒法。

用法 技一借用動物界食物鏈的相剋關係以克制相應毒素的方法。穿山甲是螞蟻天敵,故在治療蟻毒侵體時,

採用穿山甲的甲片炮製成粉用酒吞服來治療。

公雞是蜈蚣的天敵，對於被蜈蚣咬傷的治療是在公雞冠上取血塗擦傷口。治療鼠毒引起的疾病時，採用貓毛燒灰，兌水沖服。

治療由飛蛾毒引起的「飛蛾症」時，用蜘蛛3隻烘焙碾成細末，水送內服，理由是蜘蛛捕食飛蛾。

技二借用某些物質對某類動物特殊的毒性，治療由這些動物毒素引起疾病的方法。治療蛇毒引起的疾病時，用雄黃、蛇倒退、蛇泡草治療。因為這些藥是苗族民間公認的對蛇有特殊克制作用的物質。

「鋼蛇症」的主要症狀是頭劇烈跳痛，痛如蛇啄。治療方法是用雄黃1克兌酒內服，也可用蛇倒退等草藥煎水服。

「蛇換皮症」的主要症狀是全身多處水疱、癢痛、皮膚乾痂脫殼如老蛇換皮，治療時用蛇泡草煎水洗。

技三是借用動物具有對自身所含毒素的天然抗毒作用來治療該動物毒傷人體的方法。

治療毒蛇咬傷時，取傷人毒蛇的血液內服外擦，也可用其腦漿立刻敷傷口。「鵝症」的主要症狀是喉中不適，抬頭伸頸。苗醫認為，其病因是鵝毒侵體，治療該病用鵝羽毛尖三根燒灰沖水服。

說明　歷史上苗醫的克毒和治毒遠近聞名。其中，歷史悠久的「克毒療法」是在長期實踐中積累的經驗，有些看上去荒誕奇怪的治病方法卻能夠長用不衰而沿襲至今，這與其神奇的療效是分不開的。

來源 張力群等《民族民間秘驗方集》。

布依族酸湯療法

技一 癰腫瘡毒。

技二 燙傷。

技三 魚刺卡喉嚨。

技四 蕁麻疹。

用法 取大米0.5公斤、黃豆0.5公斤，將大米加水煮成稀粥，黃豆加水煮至熟爛，冷卻後待用。選一個能裝15公斤的瓦罐，罐口要有保水槽，有蓋密封，瓦罐用開水清洗消毒，然後將冷卻的稀粥和黃豆一起裝進罐中，加涼開水10公斤，蓋好罐口，保水槽也加滿水，以防空氣由罐蓋隙縫進入而引起黴變。密封保存1～2個月，酸湯就製作好了。

技一用酸湯、麵粉各等份，調成糊狀，敷於瘡口周圍，乾後再加酸湯濕潤，可瀉火解毒、消腫，一般連敷2～3日。

技二用酸湯泡番茄，擠出番茄汁反覆塗於患處，隔3小時1次，可防治燙傷處起疱、潰爛，癒後不留疤痕。

技三將酸湯含於口中，徐徐咽下喉部，反覆含咽，可使各種魚刺軟化。

技四用酸湯塗擦患處，每2小時1次，一般塗擦3～4次即可。

說明 酸湯療法是布依族世傳的特色療法，除治療上述疾病外，還可預防心腦血管疾病。

來源　張力群等《民族民間秘驗方集》。

羌族治結腸炎外敷法

技一　水紅花 12g，臭椿樹皮 10g，雞爪草 10g，仙鶴草 10g，澤漆 5g。

用法　共研細末，裝入瓶中備用，敷藥時取藥 10g、加小蔥 15g 搗爛，蜂蜜適量調成藥膏，分成 4 等份。分別敷在兩腳心湧泉穴，肚臍和腹部疼痛明顯處，再用紗布覆蓋，膠布固定，每日換藥 1 次，10 次為 1 個療程，連續敷藥 2～3 個療程可痊癒。

說明　技一經過多年實踐的經驗總結，療效顯著，值得推廣。

來源　張力群等《民族民間秘驗方集》。

哈薩克族的黑藥皂療法

技一　土荊芥、蕁麻、大葉藜、葵花莖各適量。

用法　將上述四種藥物混合燒成灰，把灰放入鐵鍋中加入水適量煮沸，過濾，保留沉澱物。將沉澱物用大火燒製並不斷攪拌使成顆粒狀。按一碗顆粒兩碗動物油的比例將顆粒與動物油混合，再用小火在不斷攪拌下熬成糊狀，加入適量羊毛、駝毛攪拌均勻，使其易於成團。將鐵鍋放在陰涼處至溫度降−30 度左右，取約 300 克用布包裹，再用手反覆搓捏成半圓形，用線繩捆綁後即可。

說明　黑藥皂具有很強的消毒作用，可治療牛皮癬、癤腫、丘疹等皮膚疾病。對由於風濕所引起的關節疼痛

者，可將黑藥皂塗於疼痛部位，約 1 小時後清洗患處，即可止痛。另外，每日用黑藥皂清洗肛門可治療痔瘡，用黑藥皂洗頭可去除頭皮屑。

來源 張力群等《民族民間秘驗方集》。

維吾爾族治病偏方

技一 核桃綠皮。

技二 葡萄汁。

技三 雞蛋液。

用法 技一將核桃外面綠色的一層皮用刀子削下來，放在白酒中浸泡 1 個月，然後塗抹白癜風患處，每日 3～5 次，一星期後見效。

技二將新鮮的葡萄汁裝入透明的玻璃瓶中，放在向陽的牆頭、屋頂、樹枝上，經過半年多的太陽暴曬，次年即可用於治療關節炎。用時將葡萄汁塗抹到患處，每日 3～5 次。

技三用繃帶浸透蛋液後裹頭，很快就能退熱。當雞蛋液乾燥後，繃帶收縮還能起到止痛、止吐的效果。

說明 技一每年在核桃結果後長到乒乓球大小時採摘。技三維吾爾族醫生認為：雞蛋有除熱，消腫、止嘔之功效。用時將雞蛋液攪拌均勻。

來源 張力群等《民族民間秘驗方集》。

白族治菌痢驗方

技一 黑木耳（乾品）10g，艾葉 15g，粳米 20g，紅

糖10g，綠茶3g。

用法　用鐵鍋分別炒至微焦，再加車前草（生）30g、生薑3片後，加水煎煮30分鐘，取汁500毫升溫服，每日1劑。

說明　技一廣泛流傳於白族民間，用來治療菌性痢疾，有很好的療效。

來源　張力群等《民族民間秘驗方集》。

瑤族黃土治病法

技一　解菌毒。

技二　黃疸型肝炎。

技三　嘔吐不止。

技四　胃脘痛。

用法　技一黃土1000克，加水2000毫升，攪拌、沉澱、澄清後用紗布過濾，裝瓶備用。誤食毒蘑菇後，立即用甘草水和黃土水各半兌服。

技二黃土1000克，用水攪拌過濾，裝瓶備用。雞內金20克，雞蛋殼3個、金錢草5克、木香5克，共炒研為細末，每日早晚空腹取3～5克，兌黃土水送服。

技三黃土適量，加水捏成泥團，放火爐中猛燒，至紅透為度，趁熱取出放碗內，立即加井水適量、沉澱、過濾、取濾液與鮮井水各半兌服，此為陰陽水，對嘔吐不止有良效。也可用黃土適量，與食鹽適量同炒，放杯子中趁熱加井水，沉澱後熱服，適用於胃寒嘔吐者。

技四黃土1000克，加水適量沉澱後取過濾液待用。柴

胡、當歸、白芍、鬱金、山梔子各10克，板藍根、夏枯草各9克、積殼6克，用適量黃土水煎以上藥物，取濃汁，冷卻後服下，每日1劑。

說明 黃土味甘辛，性溫。具有健脾胃，解熱毒的作用，瑤族民間經常用它來治病。

來源 張力群等《民族民間秘驗方集》。

苗醫特色履蛋法

技一 履生蛋法。

技二 履熟蛋法。

用法 技一取生雞蛋1至數個，洗淨晾乾。然後用蛋在患者額部、胸部、背部、腹部、手足心等部位順時針來回滾動，直到雞蛋發熱為止。輕者1個雞蛋即可，重者可滾2～3個。此法根據蛋黃、蛋白收縮的程度，來判斷病症的輕重。一般將使用後的生蛋煮熟，剝去蛋殼檢查，可發現蛋黃和蛋白已經縮成各種硬塊。硬塊收縮得小，就表明病情嚴重，需要繼續滾動治療，反之則病情較輕。倘若蛋黃、蛋白的層次分明，則表明治療見效，病情已經減輕或者即將痊癒。

技二取雞蛋2個於鍋內煮熟。取1個趁熱在患者的額部、胸部、背部、腹部、手足心等部位順時針來回滾動（疾病不同，則滾動部位有所側重），蛋冷更換，直到患者微微出汗為止。此法透過用完後的蛋黃形狀和顏色來判斷病情。如蛋黃外表隆起許多小點，可推定發高燒或者受涼；小點多，說明病情嚴重。小點少，則說明病情較輕。

如果蛋黃呈青色，診斷為冷毒侵體；如果蛋黃呈金黃色，則診斷為熱毒作祟。如果患者幾乎不能感覺到雞蛋的熱燙，那麼就認為是病情極深。需每日繼續履蛋治療，直至患者對熱燙感覺靈敏，蛋黃表面隆起的小點減少或消失為止。

說明　苗醫履蛋法其診斷過程同時也是治療過程，都是一個吸附毒素的過程。履生蛋法多用於治療各種無名腫毒，如眼睛忽然紅腫、皮膚腫脹、紅硬發熱以及熱毒所致的感冒發燒等。

履熟蛋法適用於冷毒引起的感冒及其所致咳嗽、發熱、頭暈、頭痛、周身酸痛、四肢無力等。還可用於冷性包塊、風濕疼痛、發痧、疳疾等。

來源　張力群等《民族民間秘驗方集》。

藏醫烙鐵熨

技一　烙鐵（又稱熨針）。

用法　醫生在選好的烙治部位上用烙墊墊好，在烙墊的梅花孔中露出需要烙治的部位，取出炭火中燒紅的烙鐵，輕輕吹一下，使燒紅的烙鐵有所降溫，然後立即用烙鐵頭在梅花孔中露出的部位上輕輕點一下，移開烙鐵，烙墊，在下一部位墊好再烙。

說明　適用於隆、培根所屬的風、痰、濕等諸多寒證和經脈疾患。可軟化包塊，消除栓塞，行氣止痛，助胃消化，吸收瘤痞，祛腐生新。

來源　張力群等《民族民間秘驗方集》。

侗族菸油良藥

技一 菸油（又稱煙尿）適量，馬齒莧50g，石榴皮30g。

用法 菸客用於抽吸葉子菸，烤菸或菸絲的菸斗，菸袋中積存的菸油汁。治療腹瀉時，用馬齒莧50g、石榴皮30g，煎水吞服菸油丸（民間用菸油製作成丸），每次2～3丸，連用2～3日。

說明 菸油汁，其味辛，性溫。具有清熱解毒，消腫散瘀，殺蟲止痛等功效。

侗族民間常用治療疔瘡，無名腫痛時，取菸油直接塗於疔瘡、腫痛處，每日可塗數次，菸油汁乾後再塗，可達到解毒，消腫、止痛的目的。

來源 張力群等《民族民間秘驗方集》。

土家族竹子拔火罐

技一 竹罐（用直徑為2～5公分不等的竹子，鋸成3公分左右的短筒）。

用法 治療時，醫者先將竹罐放入沸水鍋中煮幾分鐘，取出後甩水，並迅速吸附於患者體表肌肉手滿肥厚的部位，再用手叩擊罐底部，以助其吸緊。

說明 可以治療急性扭挫傷，瘀腫、腰痛、骨節疼痛，拉肚子、頭痛等多種疾患。

來源 張力群等《民族民間秘驗方集》。

回族治便秘

技一　火麻仁30g，蘿蔔子30g，蜂蜜60毫升。

用法　將前兩味藥炒香，研磨成細末，與蜂蜜調勻，放入瓶中儲存，備用。每次服用10g，每日3次。

說明　適用於老年性便秘，主要症狀為大便排出不暢，伴有四肢乏力，面色黃、心悸、氣短等。

來源　張力群等《民族民間秘驗方集》。

彝族治傷風

技一　艾葉10g。

用法　搓成團狀，放在一個大瓷碗內，用火點燃，待表面燒至色黑，迅速倒入適量開水。另取一個碗口比大瓷碗小的瓷碗，底朝上覆蓋嚴實，悶約15分鐘，去渣留藥液，口服，一次1劑。服藥後臥床休息，出汗時用乾毛巾擦乾，直至無汗出時為止。

說明　彝語稱傷風為諾依斯，用於風寒引起的流涕，打噴嚏、頭痛、消化不良，嘔吐、腹瀉等。

來源　張力群等《民族民間秘驗方集》。

蒙醫蕎麥麵療法

技一　蕎麥餅加溫療法。

技二　蕎麥麵包纏療法。

技三　蕎麥麵塗擦療法。

用法　技一將蕎麥麵用水揉成餅，埋在炭裡烘烤，微

黃時取出，用刀將麵餅的一面挖成碗形窩，內加搗碎的磚茶及少許黃油和蔥花，而後倒扣在患病部位輕輕按壓，最後用布包紮，30分鐘後取下。麵餅的溫度一般以30～50度為宜。可治療關節痛、骨質增生，軟組織損傷等。

技二取約0.5公斤蕎麥麵加蔥花、黃油各5g放進鐵鍋內加熱，然後加茶水進行攪拌。取一繃帶塗抹其上，在患者腰部噴灑後用熱面繃帶包纏。操作同技一。可治療腰痛，胃腸寒症，消化不良等。

技三將蕎麥麵用鹽水攪勻，呈稀糊狀，塗擦於腫痛部位，麵乾燥脫落時再行塗抹，直至腫痛消失為止。可治毒性腫脹疼痛。

說明 蕎麥麵療法具有止痛、解毒、消腫的作用。

來源 張力群等《民族民間秘驗方集》。

滾藥包祛寒通絡

技一 荊芥、薄荷、艾葉、石菖蒲、鹽、薑各適量。

技二 絲瓜絡、五加皮、桑葉、枳實、香附、艾葉鹽、薑各適量。

技二 木瓜、伸筋草、桂枝、羌活、牛膝、乳香、冰片、艾葉、鹽、薑各適量。

用法 均放到鍋內炒熱，然後用絹布或白布將藥物包紮成藥包，待溫後放在患部來回滾動，摩擦。技一用於頭部；技二用於胸、腹、背部；技三用於四肢。

說明 流傳在雲、貴、川、藏各地民間的外治法。是用來祛寒通絡。治療風寒頭痛，胸腹脹滿，小腹冷痛，腰

酸背痛，四肢關節冷痛，中風偏癱，四肢麻木等症。

來源　張力群等《民族民間秘驗方集》。

畬族捏八卦療法

技一　前八卦。

技二　後八卦。

用法　取1只瓷碗，碗中放一點清水（或茶水、酒、醋等）作為潤滑劑。手呈握拳狀，食指、中指彎曲，第1、2指骨呈60～90度，粘上準備好的潤滑劑，反覆撥技一（期門穴），在雙胸部上下、左右各捏9處或12處，稱為「前八卦」。

技二在背部以肩胛線為中心，上下、左右各捏9處或12處，稱為「後八卦」。反覆捏撥，直至局部出現充血，皮膚逐漸變紫。

說明　可治療頭暈、頭昏、胸悶、噁心、嘔吐等痧症。捏完後注意休息，避風寒。

來源　張力群等《民族民間秘驗方集》。

螞蟻療法

技一　足癬。

技二　關節扭傷。

技三　哮喘。

技四　血管性頭痛。

用法　技一將花蟻去頭，擠出內臟漿汁，塗擦患部，6～8日塗1次。

技二用螞蟻150g，雞血藤200g，泡酒，適量外塗，每日1次。

技三可用螞蟻熬製成膏狀，每日食1匙。

技四用螞蟻30g，白芷15g、川芎10g，共同研末，泡酒，每日取適量外塗。

說明 可供食用與藥用的螞蟻有「雲南的擬黑多刺蟻；廣西的紅、黃、黑山蟻；河北、山西的類乾紅蟻；黑龍江、內蒙古的血紅蟻等。

來源 張力群等《民族民間秘驗方集》。

時辰點穴治失眠

技一 湧泉穴。

技二 勞宮穴。

用法 技一在酉時（晚上5～7點）腎經最旺盛，在此時間段用拇指按壓足底湧泉穴左右各5分鐘。

技二在戌時（晚上7～9點）心包經最旺，在此時間段用拇指按壓手掌勞宮穴左右各5分鐘，每日1次。

說明 湧泉穴為腎經穴位，具有滋陰生水，降火清熱的作用。

勞宮穴位於心包經上，五行屬火，具有清心火，安心神的作用。水火相濟，可促進睡眠。

來源 張力群等《民族民間秘驗方集》。

長壽穴益壽法

技一 關元。

技二　氣海。

技三　神闕。

技四　中脘。

技五　內關。

技六　湧泉。

技七　足三里。

技八　百會。

用法　技一順、逆時針方向按揉各100下。

技二同技一，也可用艾條溫和炙5～10分鐘。

技三溫炙10分鐘，每週1次。

技四每日早中晚飯後1小時各1次，每次按摩60下。

技五可用大拇指點壓此穴，每日2次，每次5分鐘。

技六將雙手搓熱，以一側拇指指端有節律地搓對側湧泉穴，每次50～100下，再換手搓另一側。

技七艾炙每次5～10分鐘。

技八手指點按或叩擊此穴，每次100下。

說明　技七常年堅持，技八需每日堅持。

來源　張力群等《民族民間秘驗方集》。

點穴「開鎖」救治

技一　金鎖。

技二　銀鎖。

技三　銅鎖。

技四　鐵鎖。

用法　用點穴「開鎖」法治療時，雙手拇、食、中三

指形成鉗狀，同時在兩側「金鎖」位置上壓、拿、點扣3次。對於牙關緊閉、氣急、兩手握拳、痙攣、昏厥的實證者採用順勢法，即從「金鎖」開始，依次為「銀鎖」、「銅鎖」、「鐵鎖」逐一壓、拿、點、扣開穴。

若昏迷、張口、大小便失禁、兩手攤開的虛證者，採用逆勢法，即從「鐵鎖」處開始，依次為「銅鎖」、「銀鎖」、「金鎖」、逐一壓、拿、點、扣開穴。

在救治過程中，只需開一把「鎖」即可令患者蘇醒，操作便可結束，不必再開其他「鎖」，嚴重者才需要「4把鎖」全開。只要患者不是內臟破裂出血，均可施用此法救治。對於炎熱天氣的中暑者，也同樣可以施此法急救，並有神效。

說明 所謂「鎖」，是指經脈關閉之意，共分為「金鎖」、「銀鎖」、「銅鎖」、「鐵鎖」4部位。

「金鎖」位於肩峰至「大椎穴」（第七頸椎棘突，低頭摸脖子後有骨頭突起處）連線的中點，相當於「肩井穴」（肩上四陷中）部位的大筋上，左右各一。

「銀鎖」位於胸大肌外緣，腋前下大筋處，左右各一。

「銅鎖」位於腹部「帶脈穴」（章門下1寸8分）大筋處。

「鐵鎖」位於腹股溝下部大筋處，左右各一。

點穴「開鎖」法是流傳於民間的一種治病方法，專用於摔倒、跌撲而致人氣閉昏迷、不省人事的救治，此法具有立見神效之功。

來源　張力群等《民族民間秘驗方集》。

五行茶療

技一　花茶。

技二　紅茶。

技三　黑茶。

技四　白毫銀針。

技五　烏龍茶。

用法　技一屬木，具有疏肝理氣，養肝血的作用，尤以茉莉花茶和菊花茶為佳。

技二屬火，養心。祛心火可以在清晨喝點綠茶，如信陽毛尖、龍井等。

技三屬土，多喝黑茶及陳年老茶暖胃、健脾、和氣，腹脹者可加點陳皮普洱。

技四屬金，可提高人體免疫功能，潤肺排毒。

技五屬水，可以補腎強身。

說明　五行屬性不同的人應該喝不同的茶葉來調理身體，才能取得防病治病的效果。

來源　張力群等《民族民間秘驗方集》。

五行音樂療法

技一　角音屬木。

技二　徵音屬水。

技三　宮音屬土。

技四　商音屬金。

技五　羽音屬水。

用法　技一入肝，具有柔和，舒暢的特點，其代表音樂有《藍色多瑙河》等。

技二入心，其性火熱，激烈，具有興奮、活潑、歡樂等特點，如《春節序曲》、《喜洋洋》等。

技三入脾，具有敦厚、沉靜特點，如《春江花月夜》等。

技四入肺，具有高亢、優美、悲切等特點，如《蘇武牧羊》等。

技五入腎，其性如流水，具有奔放，哀怨等特點，如《漢宮秋月》、《二泉映月》等。

說明　中國醫學根據五音之特點，對於五志過極所致的諸臟腑之虛證，有「順其臟腑施樂法。」如高血壓面紅者聽憂傷的黃梅戲《正月裡來是新春》；面暗者欣賞《女駙馬》；糖尿病聽《瀏陽河》；胃潰瘍聽《我和我的祖國》；哮喘聽《紅星照我去戰鬥》；水腫欣賞花鼓戲《夫妻雙雙把家還》；肝硬化聽嚴肅、清幽的音樂比如佛樂《心經》等。

來源　張力群等《民族民間秘驗方集》。

野菜祛臟腑火熱

技一　薺菜。

技二　蒲公英。

技三　苦菜。

技四　魚腥草。

技五　馬齒莧。

用法　技一瀉肝火，可炒食，涼拌，做餡，熬粥食用。

技二祛胃火，焯過後涼拌，炒食或做湯都可以。還能配上綠茶，蜂蜜等，調成蒲公英綠茶。

技三祛心火，又叫苦苣菜，常見的吃法有蒜茸拌苦菜，醬拌苦菜，苦菜燒豬肝等。

技四瀉肺火，可涼拌燒湯等。

技五泄腸熱，又叫長壽菜，焯過之後炒食，涼拌，做餡均可。

說明　技一有助於防治高血壓，冠心病，大腸癌等疾病。

技二具有廣譜抗菌作用，還能激發機體免疫功能，有利膽保肝的作用。

技三對肝炎，細菌性痢疾，流行性腮腺炎等傳染病有一定的預防作用。

技四對各種致病桿菌，球菌、流感病毒、鈎端螺旋體等有抑制作用。

技五對糖尿病有一定的治療作用。

來源　張力群等《民族民間秘驗方集》。

壯族鮮花葉療法

技一　透穴療法。

技二　佩戴療法。

用法　技一採用鮮花瓣或樹葉直接置於穴位上，隔之

點灼以治療疾病的方法。

技二選用某些具有芳香走竄性的鮮花或者鮮樹葉，搗爛或撕碎後用布包好佩戴在身上，也可做成藥串佩掛於頸項或手腕，用於預防和治療疾病的一種療法。

說明　技一若治療熱痹選用金銀花藤隔黃皮葉點灼；行痹則選用桃樹技隔楓葉點灼；痛痹則選用桂枝隔橘葉點灼；著痹則選用苦楝枝隔竹葉點灼。

技二若預防流感，取薄荷葉、辛夷花、紫蘇葉等幾種鮮花葉，撕成小塊，裝入布袋中佩戴即可。治療口瘡，可用鮮鵝不食草適量，搗碎後裝入小薄布袋內懸掛於脖子上，經常嗅聞，數日可癒。

來源　張力群等《民族民間秘驗方集》。

以樹療疾

技一　銀杏樹。

技二　紅豆杉。

技三　杜仲樹。

技四　橡樹和白樺樹。

技五　蘋果樹和白蠟樹。

用法　根據自己的疾病選好相應的樹以後，站在距樹40～60公分的地方，背對或面向樹林站立。接著全身放鬆，心無雜念，做深呼吸。五六秒後憋氣不少於四秒鐘，再深呼吸五六秒。呼吸應均勻，深長，每分鐘做3～5次，每日做10分鐘即可。如此產生人樹共振，從而達到防病治病的效果。

說明　技一適宜冠心病和心腦血管疾病；

技二可消炎、抗癌；

技三能治療關節疼痛；

技四可以刺激慢性病患者的免疫系統發揮作用，治療關節炎、高血壓、植物神經功能紊亂等多種病症；

技五能提高人體的抗病能力，消除疲勞。

在有銀杏樹和水杉樹的地方，可治療心臟病；既有桑樹又有松樹、杜仲樹的地方，對糖尿病有治療作用；而桑樹、銀杏樹和元寶楓混雜的樹林，可治療糖尿病的多種併發症。

來源　張力群等《民族民間秘驗方集》。

蒙古族鰭薊灸

技一　鰭薊灸。

用法　鰭薊是內蒙古常見的一種植物，與艾絨有很多共同的優點：均為草本植物，便於加工成絨狀，以及進一步搓捏造成大小不等的灸柱，易於燃燒，熱力溫和，氣味芳香，能穿透皮膚，直達深部。

說明　鰭薊藥性苦寒，具有清熱解毒，破血行瘀，涼血止血的功效，可以治療癰瘡腫毒、瘰癧、吐血衄血、崩漏，外傷出血等症。對風、寒、濕等病症療效顯著，在蒙古族廣泛應用。

來源　張力群等《民族民間秘驗方集》。

侗醫特色治痧法

技一 雕痧。

技二 捏痧。

用法 技一在患者的背部皮膚消毒,並塗上生茶油,然後醫者一手持消毒過的針,一手按擦患者背部即現出點狀突起,持針之手對著突起點進針後往上挑,可見挑出一頭髮絲樣的白色絲狀物。找這樣的進針點反覆雕之。

技二僅適用於痧證初期。在要捏的部位塗上一些生茶油,將一手握成半拳狀,食指和中指張開並捏住部分皮膚往外扯,反覆至被捏部位烏黑或自我感覺舒服為止。

說明 兩技適用於現代醫學中的食物中毒,沙門氏菌屬感染、霍亂、病毒性感冒、細菌性痢疾、傷寒、猩紅熱、白喉、流腦、日本腦炎、肺水腫、暈厥等。

來源 張力群等《民族民間秘驗方集》。

提搏氣療法

技一 接近中醫學的推拿術。

用法 位於神闕穴和命門穴的直線中心點,貫穿於衝脈,氣功修煉者稱元神。甘肅省河州地區的回族和保安族,東鄉族;青海省的回族和撒拉族,都稱「搏氣」。而寧夏和新疆的回族都稱「肚根」。

平躺在床上,用手掌稍用力按壓在肚臍眼上,就可以感覺到向上不停的,均衡有力的跳動感即搏動。搏氣一脈絡真氣的中心總控點的偏位,就會造成一方經脈底壓,脈

氣滯凝不運行，產生疼痛。用中醫推拿術防止其偏移——
即提搏氣療法。

說明　搏氣偏位主要因素是虛虧和陰寒，或受邪風侵
入傷寒等造成搏氣偏移位。

來源　張力群等《民族民間秘驗方集》。

苗族叭貼療法

技一　生薑適量。

用法　醫者將適量生薑等藥物嚼爛含於口中，再以口
對準患者有關穴位（如百會、人中、印堂、風池、風府、
肩井、神闕、湧泉等），用力吸至發紅，並將藥物敷貼於
穴位上，以治療突然暈倒，急腹痛、頭劇痛、寒戰怕冷、
四肢冰冷等症。

說明　如人突然暈倒，醫者則迅速將生薑放在口中嚼
爛，然後用嘴對準暈厥者頭頂正中的百會穴，用力吸10多
秒至頭皮顏色發紅，然後將生薑敷之，一般1分鐘左右患
者即可蘇醒。

來源　張力群等《民族民間秘驗方集》。

滿族蟲藥治病

技一　蜈蚣。

技二　蠍子。

用法　技一蜈蚣1條，焙乾後研末，豬膽汁調敷患
處，治療中風口眼喎斜。蜈蚣1條、雄黃10g，用雞蛋清調
敷，治療蛇頭疔。取3～5條蜈蚣，去掉頭足焙乾研末內

服，每日2～3次，治療肺結核病和結核性胸膜炎，肋膜炎。用蜈蚣、甘草等份，焙乾研末口服，每日3次，每次5g，7日為1個療程，治療百日咳。

技二用鮮薄荷葉裹合蠍子，以文火將薄荷炙焦，同研細末服，治療小兒驚風。蠍子5隻，蜈蚣1條炙研細末，以白酒為引口服，可止偏頭痛。

說明 滿族民間叫蜈蚣為涉涉瑞，稱蠍子為黑夜涉。

來源 張力群等《民族民間秘驗方集》。

羌族打通杆療法

技一 魔芋杆。

用法 技一長度為病人的臂肘到指尖，然後一端在火爐上微烤軟，將軟的一頭從口經食管插入胃裡，隨即取出，使其嘔吐出胃內容物。

說明 此療法常用於食積腹脹，胃脹疼痛以及誤食有毒食物等，藉由嘔吐排出胃內腐穢之物而起到立竿見影之效。

來源 張力群等《民族民間秘驗方集》。

蒙醫擦塗療法

技一 心臟赫依症。

技二 失眠、神經衰弱。

技三 腎病、遺精。

技四 多汗症。

用法 技一取酥油在患者窩（腿後窩），手心、足

心、第六、七胸椎上，擦揉20分鐘，對主心臟活動的「赫依」失調，出現的心悸、胸痛、健忘、口乾舌燥等症狀有特效。

技二取葵花子油全身擦塗，或用麝香與酥油混合周身擦塗，可鎮靜、安神、增強記憶力。

技三水獺或雪蛙油塗擦第二腰椎處。

技四用採甘子、毛瓣綠絨蒿與新鮮黃油配製的塗膏擦塗全身。

說明　應在飯後1小時進行，室內溫度應在18度以上，避免患者傷風著涼，皮膚過敏者停用。

來源　張力群等《民族民間秘驗方集》。

布依族治痔瘡

技一　內痔。

技二　外痔。

技三　混合痔。

用法　技一葵花杆、茶葉各適量，裝入豬大腸內燉食，每日1次。草烏適量，打粉灌入肛門內，肛門自翻再用白礬水搽在痔上，多擦幾次痔瘡可痊癒。

技二生黃豆適量，兌酸水搗爛成餅敷在肛門痔瘡上。山螺螄適量，搗爛敷於患處。馬錢子1個，用醋磨，放一日後敷患處。

技三仙鶴草、槐樹花、藕節各適量，水煎服。金銀花、蜂糖各適量，泡開水喝。蓖麻子適量，搗爛和桐油拌，布包加熱敷肛門，一週可癒。

說明 一月內忌酒，忌辛辣刺激食物。

來源 張力群等《民族民間秘驗方集》。

蒙醫以震治震療法

技一 木臼法。

技二 棒擊法。

技三 腳底敲擊法。

用法 技一以百會穴為中心把木臼扣在患者頭上，內墊柔軟厚布，然後用小木棒敲打臼底，以3次為1拍，共21拍。

技二術前用寬繃帶沿耳上包繞其頭部，把繃帶之兩頭接在疼痛一側，右手拿木棒，距頭部一寸處用力打擊布頭3次。繼而在頭部之另三側依同法各打擊3次。

技三令患者仰臥，貼腳底放一小塊木板，在木板上進行敲打，此法亦能使被震動之腦恢復。

說明 該療法透過外力的輕輕微震手法，傳至相應的器官，引起共振，逐漸糾正其失調的功能。

來源 張力群等《民族民間秘驗方集》。

土家族治胃潰瘍用「蚤休肚」

技一 蚤休20g，鮮豬肚1副。

用法 在豬肚內塞入已用水浸透的蚤休，紮緊豬肚兩端，再加水及鹽，用文火慢煲，最後倒出藥渣，喝湯食用。每隔4日服食1劑，連服1個月為1個療程。

說明 蚤休具有清熱解毒，消腫止痛，化瘀止血的作

用，與「以形補形」之豬肚共用則有消腫散瘀，清熱癒瘍之功效，可加速潰瘍面癒合。在土家族民間應用較廣，且效果較好。

來源　張力群等《民族民間秘驗方集》。

壯醫藥線點療法

技一　耳穴點灸法。

技二　梅花點灸法。

技三　藥線貼灸法。

用法　將帶有珠火的線頭直接點按在預先選好的穴位上，一按火滅即起為一壯。一個穴位灸一壯。

點灸時間短於1秒為輕法；1～2秒為中法；超過2秒為重法。輕病快速點灸，重病可點按片刻。每日1次，10次為1個療程。三技灸法可治療多種疾病，如感冒、帕金森氏症、失眠等。

技一多用於實證、熱證或瘀證。

技二適用於體表的良性腫塊，異物及皮膚病變。

技三多用於呼吸系統疾患，如過敏性鼻炎、慢性支氣管炎、支氣管哮喘等病症。

說明　該療法是透過以壯醫秘方浸泡過的苧麻線點燃後直接灼灸於患者體表的一定穴位或部位，以疏通氣道、穀道、水道、調節龍路、火路氣機，從而達到治療疾病的目的。

來源　張力群等《民族民間秘驗方集》。

滿族波屯治病

技一 活蚯蚓1條，胡黃連3～6g。

技二 活蚯蚓3～5條。

技三 活蚯蚓3條。

技四 蚯蚓若干條。

用法 技一水煎服，治療老人腿抽筋十分有效。

技二放入盆中排除污泥後切碎，以雞蛋2～3個炒熟，隔日吃1次，可以降血壓。

技三搗汁，以冷水300毫升沖，1次性喝完，治療各種原因引起的小便不通。

技四曬乾研末，以溫水送服，每次服5g，每日3次，對老慢支出現的咳嗽、喘息等症狀有緩解作用。

說明 滿族民間常用波屯（*即活蚯蚓*）來治療一些老年人的疾病，有很好的療效。

來源 張力群等《民族民間秘驗方集》。

仡佬族外治法

技一 扎瓦針。

技二 剔魚鰍症。

技三 割治療疾。

用法 技一用瓦針刺患者應刺部位，點刺出血。多用於口腔、咽喉部炎性血腫，以及瘡瘍腫痛，跌打瘀腫等症。

技二令患者裸露胸背，術者用右手彎曲中指的背部骨

節在患者胸背部進行剔刮，其皮膚上隨即有一條狀物隆起，術者便用拇指甲掐頭部。如此反覆剔、掐，最後讓患者喝一杯攪拌後澄清的石灰水即可。多適用於水土不和，飲食不調所致之腹痛。

技三　術者在患者手掌魚際部位割一小口，擠出一些黃色脂肪顆粒即可。多適用於治乾燒病，即手腳發燒，四肢酸軟等症。

說明　仡佬族是中國西南、中南地區的一個古老民族。

來源　張力群等《民族民間秘驗方集》。

侗族野芋頭刮痧法

技一　野芋頭（木芋頭）。

用法　術者戴上手套，技野芋頭的一端，在另一端用刀切出平滑的切口，使之滲出黏液，切面蘸上食鹽水，在患者背部由上至下來回擦動，待切面不再滲出黏液時，重新切口，再蘸上食鹽水反覆擦之，直至所擦部位顯出烏黑的斑點，患者自覺身體暖和，有汗冒出，痧證得治。

說明　野芋頭性味辛、寒，有大毒，具有清熱解毒，消腫散結的功效。用之刮「烏痧」（痧證中病情最重的）達到「以毒攻毒」的良好治療效果。

來源　張力群等《民族民間秘驗方集》。

藏族沐浴療法

技一　溫泉浴。

技二　藥水浴。

技三 蒸氣浴。

技四 縛浴。

用法 技一以五種天然溫泉水（硫黃、寒水石、礜石、五靈脂、石灰石）為最優，適應證為四肢強直或攣縮，跛行、惡瘡、陳舊傷、創傷、皮膚腫痛、婦女炎症、關節炎以及一切風病等。

技二用五味甘露湯：圓柏葉、黃花杜鵑各1份、水柏枝、藏產麻黃各2份、野菊3份、每份劑量以500g以上為佳，大鍋煎煮後濾去藥渣，三次藥水混在一起，供浴用。每日1次，7～14日為1個療程。

技三將技二藥水倒入浴盆，盆中置小木凳，上蓋棉布，患者坐凳上，使藥氣蒸於病人軀體。

技四是將配製成或經燒煮後的藥物裝入布袋中，包好並捆縛在病患部位，從而起到與藥水浴同樣的作用。如清熱縛浴所用藥物主要為各種穀物糧食磨成的粉，用植物油調和，也可用各種清香的鮮花煎煮後縛浴，可治頭痛如裂，病邪散佈脈道者以及熱病散佈於脈道。祛寒藥則多用動物糞，如鼠糞、鴿糞或酒煎動物骨均可，可治四肢發冷，關節刺痛等疾患。

說明 到現在，傳承一千多年的「香薰沐浴」，藥浴等沐浴方法，發展成為每年的「沐浴節」。

來源 張力群等《民族民間秘驗方集》。

蒙醫薰鼻療法

技一 鐵盤或大鐵勺。

用法　將燒紅的乾燥牲畜糞便或木炭放入鐵盤或大鐵勺中，並將粗製研末的具體藥物撒到紅炭上，待藥物粉末被薰燒而產生煙氣時，將煙氣湊近患者鼻下，使煙吸入鼻中，一般為5～10分鐘。

說明　蒙醫古籍中有該療法可以治療打嗝，呼吸困難、蟲牙、感冒、健忘、腦卒中後遺症，熱性黃水病和一些心病的記載。但兒童、孕婦、體弱老人、流感病人、醉酒者、赫依性頭痛者、視力模糊者、鼻塞者、牙痛及流膿血患者禁用。

來源　張力群等《民族民間秘驗方集》。

蒙藥浴治療關節炎

技一　圓柏葉、黃花杜鵑葉、水柏枝、麻黃、叢生亞菊（青蒿）各500g。

用法　用紗布包好放入鍋中煎煮，加滿水熬至水剩半，再將熬好的藥水倒入浴盆中。藥浴前再往藥水中投入1g左右麝香，250毫升純糧白酒，藥水溫度一般在40度左右即可。藥浴10～15分鐘，7～10日為1個療程。

說明　技一治療寒性黃水病療效較佳，將全身或局部肢體浸泡於藥水中，之後臥熱炕發汗，使滯留於肌膚關節裡的邪氣隨汗水驅逐出體外。

來源　張力群等《民族民間秘驗方集》。

傣族「烘雅」療法

技一　小葉臭黃皮、三丫苦、長序岩豆樹各適量。

技二 聖誕樹葉、白花臭牡丹、野薑葉、小木通、五葉山小橘各100g。

技三 接骨丹、兩面針各200g。

技四 冰片葉100g。

用法 技一為基礎藥，取鮮品切細放入鍋內煎煮。治療「攏嘎蘭」（偏虛的風濕痹證）時，技一加技二；治療「攏梅」（風寒痹證）時，技一加技三；治療「攏莫」（風濕熱痹證）時，技一加技四。按病情所需，配備相應的傣藥，放入薰蒸鍋內煎煮至沸，囑患者穿內衣褲坐在鍋（盆）上方的支架上面，然後用被子或毯子圍在身體周圍，以不透氣為度。讓患者頭部露在外面，以便保持呼吸通暢。時間一般為30～45分鐘。

說明 患有嚴重心腦血管疾病者，體質瘦弱者，突發急症者，外傷出血和皮膚破潰者，孕婦以及經期婦女等均不能使用本治療方法。

來源 張力群等《民族民間秘驗方集》。

蒙醫噴酒按摩法

技一 捋摩法。

技二 搏摩法。

技三 揉摩法。

技四 搓摩法。

技五 掐摩法。

技六 抻摩法。

用法 按摩法是在施用骨折按摩每一個手法之前，將

白酒噴灑於損傷部位，進行按摩的方法。既能防止傷熱內陷，筋膜拘攣，又能加快骨折癒合和肢體功能恢復。

技一在骨折復位兩天後應用。

技二在傷肢復位後半天即可應用。

技三適用於骨折復位後疼痛者，並於復位後即刻便能使用。

技四適用於骨折重定後患肢斷端局部有腫脹及疼痛者。

技五於骨折復位後一天施術，可活血散結及糾正骨折變形的作用。

技六適用於骨折斷端重定後局部肌肉組織出現凹陷者，於復位半天後即可使用。

說明　其理論源於蒙醫「血受養於食物精華」，「血隨氣行」的觀點。是蒙醫正骨術中歷史悠久的，獨特的輔助療法。

來源　張力群等《民族民間秘驗方集》。

土家族火攻療法

技一　火攻。

技二　犁上水。

技三　燒燈火。

用法　技一用火點燃碗中的藥酒，術者用右手伸入碗中取出酒水，迅速將手中之火焰在患者患部及周圍燙、摸、揉、拍、打，並以左手助之。每日1次，每次15分鐘。

技二取犁尖放在火上燒紅，取出，將菜子油或桐油噴在鏵口上，油當即起火，速用燃燒之火燒烤患處，達到治療疾病的目的。

技三用一張薄紅紙抹上桐油，貼在患者患處，用燈草蘸桐油點燃後放在紅紙上，一個部位可點燃數十焦，叫隔紙燈火。

說明 技一適用於風濕麻木，冷骨風、骨節風、半邊風等。技二適用於風氣病、肚子疼、寒濕而致的骨節痛、冷骨風、風濕麻木、肩膀骨節酸痛等。技三多用於肚脹、痛、著涼、頭痛、扭傷、小兒驚風等。

來源 張力群等《民族民間秘驗方集》。

藏族民間美髮方

技一 白蘿蔔水洗髮。

技二 優酪乳水洗髮。

技三 生薑水洗髮。

技四 胡麻子水護髮。

用法 技一將白蘿蔔切成塊或條，煮水洗臉洗髮，就會使皮膚細嫩，頭髮黑亮。

技二把優酪乳塊加熱，將奶渣撈出食用或做乳酪，優酪乳水用來洗髮，能使頭髮黑亮。

技三將生薑切成片或絲，煮成水加少許鹽洗髮，能起到美髮，生髮的作用。

技四泡水或煮水後，抹到頭髮上，乾後髮型久不改變，還能養髮。

說明　還有冰水洗臉，雞蛋清洗髮，草木灰水洗髮，神仙土洗髮，皂莢水洗髮、花椒水洗手腳等。

來源　張力群等《民族民間秘驗方集》。

土家族雞胸療法

技一　雄黃10g，冰片10g，石膏50g，金銀花400g，麝香15g。

用法　共研細末備用。取1隻0.5公斤重的活雄雞，剖開肚子，去掉內臟，將事先預備好的藥粉，撒在雞肚子內，趁熱貼敷於患者胸部，半小時即可。

說明　熱雞加上藥物速貼於胸前，一是藉助於雞的熱度與藥物的作用，將體內毒氣吸於雞身上。可以治療因毒氣或高燒而致的心跳無力、氣短、胸悶等不適。使用後的雞不能吃，要埋掉或燒掉。

來源　張力群等《民族民間秘驗方集》。

畬族頭髮刮痧

技一　頭髮團。

用法　用乾淨的頭髮團在人的體表部位進行反覆刮動、摩擦，用以治療疾病的方法，非常適宜老年人。

在刮痧之前，用酒盅或瓷碗一隻，盛少許植物油或清水、酒、醋、茶水等作為潤滑劑，在選取的體表部位，向下順刮或由內向外反覆刮動，用力逐漸加重，順同一方向刮，切忌上下刮動。一般刮10多次後再塗抹潤滑劑，刮10～20分鐘，可治發熱、咳嗽、風熱喉痛、嘔吐、腹瀉、

中暑、感冒、頭昏腦脹等。

說明 皮膚潰爛、損傷、有炎症的、飽食後或饑餓時均禁用本療法。

來源 張力群等《民族民間秘驗方集》。

壯醫熱熨法

技一 沙熨療法。

技二 青鹽熨法。

技三 米熨法。

用法 技一取細沙適量，放在鍋內炒熱後加適量醋，裝袋或將沙炒熱後加入薑汁30～50毫升，再炒2分鐘，裝袋，趁熱熨患處。主要用於腹痛、腰腿痛，陳舊性損傷疼痛等症。

技二取青鹽500g，放在鐵鍋內炒熱，單炒或加醋炒，炒熱後裝在布袋內，熱熨患處。可以治療胃痛，腰痛、背部疼痛等多種病症。

技三將大米炒熱裝袋，熱熨患處，用於腹痛、腰痛等症。

說明 其他還有犁頭熨法，用於胃痛、腰痛、閉合性跌打損傷等。酒熨療法可治療心胸悶痛、氣短等症。木炭薑熨可治療跌打損傷失治或癒後復發引起的刺痛。糠熨可用於治療急慢性胃腸炎，過食生冷或刺激性食物所引起的腹痛、腸鳴等症。

來源 張力群等《民族民間秘驗方集》。

瑤醫夾藥推刮療法

技一　生薑片適量，橘葉2片。

用法　技一和少許鹽共搗，用一層紗布包好，在開水中浸泡2～3分鐘，再夾在薑片之間進行推刮；重症者將上述搗爛的藥物用紗布包好，在開水中煮沸5分鐘後夾入薑片之間進行推刮；熱證者將生薑去皮、切片，浸入鹽開水內3分鐘後取出進行推刮；寒邪偏重者，技一搗爛夾在生薑片之間進行推刮。如頭部推刮，適用於治療感冒高熱、頭痛、眩暈等病症。胸腹部推刮，適用於治療胸悶、腹痛、腹瀉等病症。背部推刮，適用於治療落枕及腰膝酸軟等病症。四肢推刮適用於風濕痹證所致的四肢關節屈伸不利及跌打損傷等病症。

說明　以上部位推刮完畢之後，取生桐油加熱至溫，操作者用手指蘸桐油在患者各大關節和各推刮的起始部位輕輕塗擦1次即可。

來源　張力群等《民族民間秘驗方集》。

維吾爾族石榴治病

技一　石榴皮。
技二　石榴汁。
技三　石榴子。
技四　石榴花。
技五　石榴花粉。
用法　技一用木炭焙至微黃，泡水頻飲，用於治療消

化不良，與野沙棗適量水煎服治療腹瀉，效果更佳，煎取濃汁能沾絛蟲病。

技二降脂，軟化血管。與核桃仁同服可健腦，提高記憶力，與桑葚汁同服能治療貧血和失眠。

技三將石榴子研成細麵，早晚各服1湯匙，可以美容祛皺防衰。

技四絞汁點眼，可以退目翳。

技五常用石榴花粉熱敷胃部，即可緩解胃痛。

說明 石榴，維語叫阿娜兒，不僅酸甜可口，還被維吾爾族民間用來治病。

來源 張力群等《民族民間秘驗方集》。

蒙醫刺絡放血療法

技一 金屬特製放血工具。

用法 刺破脈絡放出惡血，以調整寒熱，引病外除，調節整個機體。技一需要辨別疾病是否成熟，否則，先給於通用的三籽分解湯，促使其成熟，讓惡血（病血）與正血分離後才能放血。在病血放盡而正血出現時，即刻停止放血。

堅持多次少量放血後，用消毒紗布包紮，膠布固定，防止感染。減少劇烈運動，禁止喝酒、濃茶等。

說明 技一適用於瘀血及熱性疾病。對於浮腫，大痨瘤疾、胃火衰敗以及使用瀉藥、吐藥、鼻藥和灌腸術後者、孕產婦、10歲以下及7旬以上患者也不宜使用。

來源 張力群等《民族民間秘驗方集》。

清明辟穀清腸

技一　洋蔥。

技二　蓮藕。

技三　牛蒡。

技四　蘆筍。

技五　白蘿蔔。

用法　技一煮一鍋以洋蔥為主的蔬菜湯，加入西藍花、芹菜等多種高纖蔬菜，能分解體內積累的毒素，有助清腸排穢濁。

技二將生蓮藕榨成汁，加一點蜂蜜調味直接飲用，或焯後涼拌食用。

技三與綠葉菜、枸杞、大棗一同做成湯食用。

技四切片焯熟後涼拌食用，或者與金針菇、口蘑、香菇等一同熬成湯食用。

技五切成絲涼拌食用，或者將蘿蔔汁與荸薺汁適量混合飲用。

說明　道家在習練辟谷時，有服氣辟穀與服藥辟穀兩類。也就是透過飲一兩盞胡麻湯或酥湯，或吃一些補藥來代替穀食。現代辟穀就是不吃主食，透過適當食用一些具有清腸道、益胃腸作用的食物來達到消除穢濁，防病養生的目的。

在清明節期間，只要間隔辟穀2～3次；或1頓；或1日辟穀因人而異。但糖尿病患者、心功能不全者、腎病患者等均不適宜辟穀。

來源 張力群等《民族民間秘驗方集》。

哈尼族樟木治病

技一 樟木 15g，高良薑、香附、白芍各 10g，甘草 6g。

技二 樟木 10g，馬蹄香、山楂、神麴各 12g。

技三 樟木 20g，草豆蔻 12g，丁香、生薑各 6g。

技四 樟木 15g，杏葉、防風各 10g，木香 10g，生薑 2 片。

技五 樟木 20g，黃連、白頭翁、血竭各 10g。

技六 樟木 15g，藿香 10g，蘇梗 15g，蘇葉 10g。

用法 技一水煎分 3 次服，每日 1 劑。可治療胃脘脹滿，疼痛、泛酸、食慾減退等。

技二同技一，適於不思飲食、腹瀉。

技三同技二，用於治療胃寒嘔吐。

技四同技三，適用於突然腹脹、腹痛、喜暖喜按、嘔吐、噁心、肢冷麻木等症的患者服用。

技五同技四，適合上吐下瀉、腹痛、畏寒、汗出、肢冷、大便清稀、腹脹、厭食等症狀的患者。

技六同技五，適合胃腸型感冒的患者服用。

說明 哈尼族民間醫生經常用樟木來治療胃腸疾病。樟木有特殊強烈的樟腦香氣，性味辛、溫，具有祛風濕、通經絡、止痛、消食的功效。

來源 張力群等《民族民間秘驗方集》。

壯族佩藥療法

技一　藿香、桂皮、白芷、石菖蒲各6g，冰片1g。

技二　丁香、蒼朮、陳皮、厚朴、白朮、木香、吳茱萸各6g。

技三　製南星、木賊、桑葉、菊花各6g。

技四　炒山楂、炒穀芽、炒神麴各10g，藿香、蒼朮各6g，陳皮、木香各3g。

技五　貫眾、薄荷、防風、艾葉、石菖蒲各6g。

用法　技一研成細末，混合裝袋，製成香藥袋，用絲線掛在脖子上或戴在手碗上。能促進消化腺的分泌，促進胃腸蠕動。10日換藥1次，可長期佩掛於身上。

技二共研細末，製成兜肚，佩戴在臍部，3日換藥1次。適用於脾胃虛弱導致的腹瀉、腹脹、腹痛等。

技三研為細末，加少許醋，調勻，用軟棉布包紮成藥球掛在患眼側的太陽穴處。可治療各種眼病，2日換藥1次。

技四共研細末，放在絲綢做成的小袋內，掛在脖子上，1週換藥1次，用於治療消化不良。

技五研成細末，加少許朱砂混勻，裝入小布袋內，掛在頸部，5～7日換藥1次。用於預防流行性感冒。

說明　佩藥療法起源於古代壯族的「卉服」，是壯醫具有特色的外治法之一。

來源　張力群等《民族民間秘驗方集》。

土家族三生湯

技一 生葉（從茶樹採下的新鮮茶葉）、生薑、生米各適量。

用法 倒入山楂木製成的擂缽中，用力來回研搗，成糊狀時，再用沸水沖泡5分鐘即成，每日1劑，分2～3次服飲。適合脾胃虛弱，感冒咳嗽者飲用。

說明 在湘、鄂、川、黔的土家族都把三生湯作為治病良藥。千百年來，世代相傳，保留至今。

來源 張力群等《民族民間秘驗方集》。

范氏治腸癌驗方

技一 桑白皮、地骨皮、甘草、粳米、丹參、茯苓、知母、黃芩、黃花倒水流、一朵雲等。

技二 川芎、荊芥、白芷、防風、細辛、雞屎藤等。

技三 草烏、一枝蒿、大麻藥等。

用法 技一開水煮藥首次30分鐘，後5次各15分鐘，共煮6次混合。每次服100毫升，1日3次。

技二為內服治癌藥酒，每日服1次15毫升。飯後或睡前服用。

技三為有毒外用藥酒，禁入口。每日3次按摩灶並熱敷。

說明 技一為引經方劑，瀉肺腸濕熱；技二防止癌細胞由腸向肺轉移；技三從裡向外「撥毒」，化瘤消腫。

三技同時使用，根據患者的體質「寒者熱之，熱者寒

之，虛者補之，實者泄之」的原則進行治療。

三技均為雲南省民族民間醫藥研究會范仲國老醫師（原「護國中草醫館」主持人），從民族民間醫藥寶庫中博採百家之長，數十年來，對一些疑難雜症，如對「風濕性關節炎、跌打損傷、胃腸道疾病、腫瘤等病症有教豐富的治療經驗」。近90歲高齡范老醫師仍看病行醫，在全國各地小有名氣。師傳帶徒30多人。

來源　昆明市頤園里7幢3單元101號范仲國。

古方新用除癌瘤

技一　牛黃、冰片、麝香、乳香、沒藥、莪朮、蜈蚣等。

技二　熟地、甘草、炮薑、麻黃、肉桂、鹿角膠等。

技三　麝香、蟾酥、人乳等量發酵後，外拔除淋巴瘤、乳腺癌等，要和內化外拔結合使用（外用）。

用法　技一治標、技二治本。功效：活血化瘀，扶正祛邪，消腫排毒，軟堅散結，化癌滅癌。主治各種良性腫瘤、惡性腫瘤、子宮腫瘤、腦瘤、乳腺小葉增生、骨髓炎、骨結核、骨質增生、脈管炎等。口服每日3次，每次4至6g（膠囊每次12粒），30日為1個療程。1至3個療程即可使腫塊縮小或消失，重病患者需要5至6個療程，兒童酌減。

技一均可製為散劑，每日餐後服，每次服滿滿一小勺（用溫開水送服）。技二每煎服一付餐前服3次，每次用2g（鹿角膠燉化和藥湯一起服）。

前二技均需間隔1小時服用，治本湯藥飯前半小時服；治標散藥飯後半小時服。治標與治本藥需辨症施治，對症下藥。虛則補之，實則瀉之。

特別注意的是孕婦忌服。忌食大熱的牛、羊、狗肉；大寒的鴨、鵝、蟹、油炸、醃、製、燒烤食品。若體內脂毒、濕毒多的患者偶引起腹瀉，皮膚瘙癢（多為脂毒、濕毒多的女性）為藥效排毒的正常現象，繼續服藥一週後即可消失，或服用熊膽粉解除。

說明　三技均為李友剛醫師的祖傳驗方，來源於1881年滇版《驗方新編》癰疽論。技二技三配合使用，為「本忠內化外撥除瘤法」。

技一曾與昆明醫學院、雲南省腫瘤醫院中醫科合作申報醫院製劑，曾對60例中晚期癌症病人進行臨床觀察（其中惡性淋巴瘤12例，甲狀腺癌12例，卵巢癌12例，骨肉瘤12例，食道癌12例），總有效率達80%以上。經治療1至4個療程，包塊消失或明顯縮小，精神、飲食、睡眠、大便正常，疼痛消失或減輕22例。治療1至4個療程，包塊有所縮小，疼痛消失或減輕，病情穩定的24例。其中1例「肱骨惡性腫瘤」，1例「非何傑金氏淋巴瘤」，瘤體明顯縮小，淋巴腫痛消失，各項指標均在正常範圍內。

來源　昆明本忠健康諮詢服務部　　李友剛

跌打風濕以「通」為治

技一　防風25克，川芎15克，牛膝15克，威靈仙25克，飛龍斬血25克，秦艽25克，紫荊皮25克，羌活25

克，小紅參25克，獨活25克，四塊瓦15克，白龍鬚10克，獨定子20克。

用法　用高度白酒5公斤浸泡15日後即可服用。服用前後45分鐘內禁食酸、冷、豆。痛風患者禁食海鮮、啤酒。骨質疏鬆患者可服用鈣片。每日1至3次，每次30毫升。重症患者可視體質循序漸進服用至病灶點有熱感或有蟻感及電流樣通過感，療效最佳。

說明　技一通筋活絡、舒筋活血、祛風除濕。風濕麻木、風濕關節痛、內風濕、痛風、骨質增生、腰椎間盤突出、腦瘤、腦震盪、各類跌打損傷。

技二用化癌散兌技一治骨折有特效。

來源　中國醫促會中老年保健專業委員會治未病健康指導工作站。

昆明站站長李友剛

地址：昆明市新盤龍區人民醫院後門

電話：13700679636

太極武術教學光碟

太極功夫扇
五十二式太極扇
演示：李德印 等
(2VCD)中國

夕陽美太極功夫扇
五十六式太極扇
演示：李德印 等
(2VCD)中國

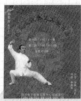

陳氏太極拳及其技擊法
演示：馬虹(10VCD)中國
陳氏太極拳勁道釋秘
拆拳講勁
演示：馬虹(8DVD)中國
推手技巧及功力訓練
演示：馬虹(4VCD)中國

 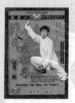 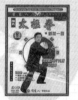

陳氏太極拳新架一路
演示：陳正雷(1DVD)中國
陳氏太極拳新架二路
演示：陳正雷(1DVD)中國
陳氏太極拳老架一路
演示：陳正雷(1DVD)中國
陳氏太極拳老架二路
演示：陳正雷(1DVD)中國
陳氏太極推手
演示：陳正雷(1DVD)中國
陳氏太極單刀・雙刀
演示：陳正雷(1DVD)中國

 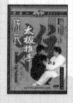

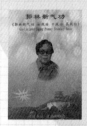

郭林新氣功
(8DVD)中國

本公司還有其他武術光碟
歡迎來電詢問或至網站查詢
電話：02-28236031
網址：www.dah-jaan.com.tw

原版教學光碟

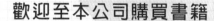

歡迎至本公司購買書籍

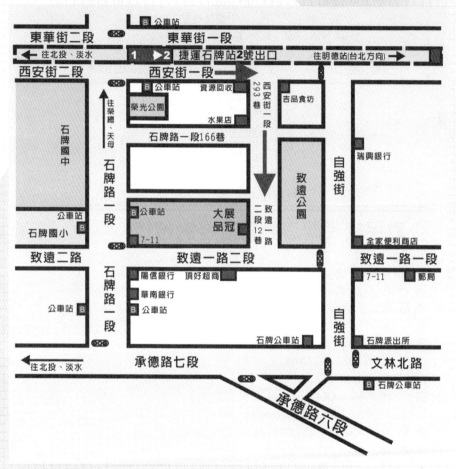

建議路線

1. 搭乘捷運・公車

　　淡水線石牌站下車，由石牌捷運站２號出口出站(出站後靠右邊)，沿著捷運高架往台北方向走(往明德站方向)，其街名為西安街，約走100公尺(勿超過紅綠燈)，由西安街一段293巷進來(巷口有一公車站牌，站名為自強街口)，本公司位於致遠公園對面。搭公車者請於石牌站(石牌派出所)下車，走進自強街，遇致遠路口左轉，右手邊第一條巷子即為本社位置。

2. 自行開車或騎車

　　由承德路接石牌路，看到陽信銀行右轉，此條即為致遠一路二段，在遇到自強街(紅綠燈)前的巷子(致遠公園)左轉，即可看到本公司招牌。

國家圖書館出版品預行編目資料

少數民族民間治療疑難怪病絕技／張力群　李友剛　主編
——初版，——臺北市，大展，2017〔民106.01〕
面；21公分 ——（中醫保健站；76）
ISBN 978－986－346－141－8（平裝）

1. 偏方　2. 中藥方劑學
414.65　　　　　　　　　　　　　　　　105021083

【版權所有・翻印必究】

少數民族民間治療疑難怪病絕技

主　　編／張力群　李友剛
責任編輯／趙志春
發 行 人／蔡森明
出 版 者／大展出版社有限公司
社　　址／台北市北投區（石牌）致遠一路2段12巷1號
電　　話／（02）28236031・28236033・28233123
傳　　眞／（02）28272069
郵政劃撥／01669551
網　　址／www.dah-jaan.com.tw
E-mail ／service@dah-jaan.com.tw
登 記 證／局版臺業字第2171號
承 印 者／傳興印刷有限公司
裝　　訂／眾友企業公司
排 版 者／弘益電腦排版有限公司
授 權 者／山西科學技術出版社
初版1刷／2017年（民106年）1月

售　價／400元

●本書若有破損、缺頁請寄回本社更換●

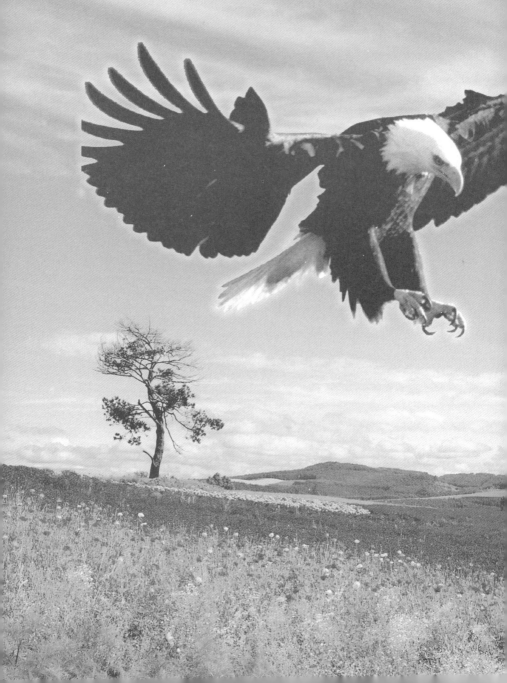

大展好書　好書大展
品嘗好書　冠群可期